LA GUÍA ÓPTIMA PARA:

el AYUNO
de DANIEL

Kristen Feola

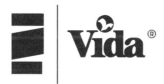

Vida®

La misión de Editorial Vida es ser la compañía líder en satisfacer las necesidades de las personas con recursos cuyo contenido glorifique al Señor Jesucristo y promueva principios bíblicos.

LA GUÍA ÓPTIMA PARA: *EL AYUNO DE DANIEL*
Edición en español publicada por
Editorial Vida – 2011
Miami, Florida

©2011 por Kristen Feola

Originally published in the USA under the title:
    The Ultimate Guide to the Daniel Fast
    ©2010 by Kristen Feola
Published by permission of Zondervan, Grand Rapids, Michigan 49530

Traducción: *Marijo Hooft*
Edición: *Madeline Díaz*
Diseño interior y adaptación de cubierta: *Cathy Spee*

ISBN: 978-0-8297-6014-9

CATEGORÍA: COCINA/Salud y Sanidad/General

IMPRESO EN ESTADOS UNIDOS DE AMÉRICA
PRINTED IN THE UNITED STATES OF AMERICA

17 18 19 20 ❖ 19 18 17 16 15 14 13 12 11

LA GUÍA ÓPTIMA PARA:

el AYUNO de DANIEL

Kristen Feola

Contenido

PARTE 1: EL AYUNO

PARTE 2: EL ENFOQUE

PARTE 3: LOS ALIMENTOS

Que tu ayuno sea un festín

Dichosos los que tienen hambre y sed de justicia, porque serán saciados.
—Mateo 5:6

Tienes hambre, de eso estoy segura. De otro modo no estarías leyendo este libro. Sin embargo, lo que anhelas no es comida. Estás apeteciendo una clase diferente de alimento.

Sin importar lo que estés anhelando —dirección para una situación laboral, sanidad de una enfermedad devastadora, sabiduría en una relación, libertad de una adicción, discernimiento a fin de tomar una decisión importante— debes saber que el Señor satisfará tu hambre mientras avanzas con fe y confías en su provisión.

Aunque a la mayoría de las personas no les agrada la sensación de estar hambrientas, la Biblia nos instruye a abrazarla: «Deseen con ansias la leche pura de la palabra, como niños recién nacidos. Así, por medio de ella, crecerán en su salvación, ahora que han probado lo bueno que es el Señor» (1 Pedro 2:2). ¡El deseo más fuerte de un niño es tener leche, y tenerla tan seguido como sea posible! Es solo cuando buscamos al Señor con esa clase de determinación que podemos disfrutar de la abundante provisión de la gracia de Dios en nuestras vidas. El Ayuno de Daniel es una oportunidad única para avivar tu hambre del Señor y deleitarte en la verdad de su Palabra. Cuando ayunas, restringes tu ingestión de comidas como una forma de autonegación y adoración, dejando a un lado tus deseos físicos básicos en pos de los espirituales. Te retraes de las distracciones de la vida y te enfocas en tu Salvador a fin de ser fortalecido, renovado y restaurado. Dios está dispuesto a bendecir a todo aquel que tiene un apetito insaciable con relación a él y su Palabra. Los que anhelan al Señor y su justicia no serán decepcionados, porque como la Biblia afirma: «¡Él apaga la sed del sediento, y sacia con lo mejor al hambriento!» (Salmo 107:9).

¿Qué dices entonces? ¿Tienes hambre de Dios? ¿Estás dispuesto a vaciarte de ti mismo —de tus necesidades, planes, sueños— para experimentar la plenitud de Cristo? Si es así, estás listo para comenzar el emocionante viaje de veintiún días conocido como el Ayuno de Daniel.

¿Por qué ayunar?

Debra llegó a su trabajo un día y su jefe le informó que el puesto de enseñanza que ella tanto amaba estaba a punto de ser eliminado. Se sintió conmocionada, por decir lo menos. Siendo una madre soltera que sostenía económicamente a su hijita de doce años, no tenía idea de qué hacer. Sin embargo, Debra creía que el Señor tenía un plan, aunque ella todavía no podía verlo. De modo que decidió participar en el Ayuno de Daniel a fin de discernir la voluntad de Dios para su vida.

Después de solo tres años de casados, Tyler y Hilary se comportaban más como compañeros de habitación que como una joven pareja enamorada. Los problemas económicos y otros asuntos habían abierto una enorme brecha entre ambos, distanciándolos en la relación que mantenían entre ellos y con Dios. Entonces Taylor volvió a entregarle su vida al Señor y todo cambió. Tyler y Hilary leían la Biblia y oraban juntos. Tuvieron un crecimiento exponencial en el Señor. Entraron en el Ayuno de Daniel a fin de celebrar lo que Dios había hecho para restaurar su matrimonio y deseando buscar su dirección en cuanto a un ministerio. Los dos sentían que el Señor podría estar guiándolos a animar a otras parejas jóvenes con luchas similares. Después de ver cómo Dios había transformado su matrimonio de una manera tan drástica, experimentaban una creciente hambre de él en sus vidas.

Michelle estaba enferma y cansada del sobrepeso. El día que cumplió cuarenta años sintió que el Señor la impulsaba a realizar el Ayuno de Daniel a fin de otorgarle un completo control sobre sus hábitos alimenticios. Michelle sabía que era tiempo de confiar en Dios para liberarse de las cadenas emocionales que la habían mantenido sumida en una adicción a la comida durante muchos años.

Tal vez seas como Debra y puedas usar la sabiduría divina para guiarte. Quizás te identifiques con los problemas que experimentaron Tyler y Hilary y hayas perdido la esperanza de que las cosas cambien algún día. O puede ser que sepas muy bien lo que es batallar contra algo que controla tu vida, como en el caso de Michelle, y necesitas desesperadamente liberación y sanidad. Sin importar lo que estés atravesando en tu vida en este preciso momento, no estás solo. Dios ve tu necesidad. El Señor desea que clames a él para venir a tu rescate.

El ayuno es una poderosa disciplina espiritual que te permite conectarte con Dios a un nivel más profundo. Cuando ayunas, renuncias a la comida —o a ciertas comidas— durante un período específico de tiempo como un acto de rendición. Básicamente estás diciendo: «Dios, necesito tu ayuda en esta situación. No sé qué hacer y estoy dispuesto a sacrificar mi tiempo, mi comodidad física y mis deseos para oír tu voz».

El ayuno, cuando va acompañado de una oración ferviente, te ayudará a desarrollar una intimidad con el Señor como ninguna otra cosa lo hará. Algo sobrenatural ocurre cuando te humillas delante de Dios y lo buscas con una pasión genuina. Experimentarás un mayor sentido de su presencia en tu vida, el gozo indescriptible que viene de caminar en obediencia, así como las más ricas bendiciones de Dios, cuando lo busques de todo corazón.

Mi primer Ayuno de Daniel

Cuando comencé mi primer Ayuno de Daniel, no sabía que cambiaría mi vida. Para darte una idea del trasfondo, unos años antes del ayuno había escrito un libro de cocina, pero nunca lo publicaron. En realidad, mientras me encontraba en las etapas finales de la edición, el archivo del manuscrito se arruinó no se sabe cómo y perdí todo lo que había escrito. Un día lo abrí para hacer unas revisiones y toda la información se había perdido. El archivo estaba vacío. Tenía una copia del libro, pero no estaba actualizada, lo que significaba que necesitaba empezar todo de nuevo.

Dejé a un lado ese libro de cocina por más de un año. De vez en cuando tomaba mis notas y comenzaba a trabajar en él de nuevo, pero nunca sentía la bendición de Dios mientras lo hacía. En cambio, me ponía ansiosa y estresada. Continuaba sintiendo que el Señor me decía que esperara, así que finalmente guardé el libro de cocina en una caja en el estante superior de mi armario.

Alguna que otra vez le echaba una mirada a la caja y oía una voz diferente: «Nunca lo terminarás. Eres un fracaso». Sin embargo, en esos momentos elegía escuchar mejor la voz de mi Salvador. Dos versos en particular me sostuvieron durante ese tiempo: «¡Espera en el Señor! ¡Infunde a tu corazón ánimo y aliento! ¡Sí, espera en el Señor!» (Salmo 27:14, RVC) y «Espero al Señor, lo espero con toda el alma; en su palabra he puesto mi esperanza» (Salmo 130:5).

Casi dos años después del incidente con el libro de cocina, mi iglesia, la Asamblea de James River, organizó un Ayuno de Daniel como preparación para la inauguración de nuestro segundo lugar de reuniones en el campus de Wilsons Creek. Creíamos que Dios nos estaba guiando a alcanzar a la parte sudeste de Springfield, Missouri, con el amor de Cristo, pero necesitábamos su ayuda. Nuestro pastor, John Lindell, nos pidió que oráramos y buscáramos la sabiduría y el favor del Señor para avanzar en fe. Unos días antes de que el pastor le anunciara el ayuno a toda la congregación, ya había planeado realizar un ayuno de siete días por mi cuenta, y una de las principales cosas por las que quería orar era por lo del libro de cocina. En ese punto estaba dispuesta a hacer cualquier cosa que Dios me dijera, incluso si eso significaba que el libro nunca sería publicado. De modo que cuando nuestro pastor invitó a la congregación a unirse al equipo de liderazgo a fin de participar en un Ayuno de Daniel, sentí mucha emoción y expectativa. Sabía que Dios estaba a punto de hacer algo asombroso en mi vida y en la vida de nuestra iglesia.

Temprano en la mañana del primer día del Ayuno de Daniel comencé a escribir un blog, pensando que sería divertido registrar lo que estaba experimentando y aprendiendo (*www.thosewhohunger.blogspot.com*). Nunca planeé que el blog fuera algo más que un diario personal. Mientras cocinaba un calabacín marinado esa noche para la cena, pensé: «Esta sería una receta grandiosa para los que realizan el Ayuno de Daniel». Se lo mencioné a mi esposo, y entonces él me sugirió que publicara las recetas en el blog para las personas de mi iglesia. Mientras más pensaba en las posibilidades, más me emocionaba. Comencé a colocar nuevas recetas en el blog cada día, muchas de ellas provenientes del libro que nunca se había publicado. Al hacerlo, Dios susurró en mi oído con suavidad: «¿Ahora lo ves? Por esto quería que esperaras. Tenía algo mejor y más grande en mente».

Así fue como comenzó la guía óptima para *El ayuno de Daniel*. ¡Todavía estoy asombrada de que Dios haya tomado dos cosas que me encantan —cocinar y escribir— y las haya combinado en una bendición increíble! El libro que tienes en tus manos es un testimonio de la maravillosa gracia del Señor, la cual se resume en uno de mis versículos favoritos: «Dios puede hacer todo, ¿sabes? Mucho más de lo que jamás podrías imaginar o adivinar en tus sueños más locos» (Efesios 3:20, traducción de The Message).

Cómo te ayudará este libro

Una vez que decidas que vas a hacer el Ayuno de Daniel, es importante que entiendas lo que abarca tu compromiso. Ciertamente no querrás lanzarte a llevar a cabo tu ayuno sin antes considerar el tiempo, la atención y la energía que deberás invertir en él.

Tu primer paso es formularte un plan. Sin alguna clase de estructura, es más que seguro lidiarás con la frustración y el desánimo. La guía óptima para *El ayuno de Daniel* constituye tu plan de acción y tu caja de herramientas. Está dividida en tres partes:

PARTE 1: «El ayuno»
PARTE 2: «El enfoque»
PARTE 3: «Los alimentos»

La PARTE 1, «El ayuno», explica lo que es el Ayuno de Daniel, provee la base bíblica para los fundamentos del ayuno, explora el ayuno desde la perspectiva de Dios, repasa lo que es el ayuno y también lo que no es, ayudándote a crear tu plan de ayuno.

La PARTE 2, «El enfoque», se sumerge en el componente espiritual de tu aventura de veintiún días con el Señor, que es la razón por la que estás ayunando en primer lugar. Te dispones a sacrificar lo que deseas físicamente porque tienes hambre del Señor. Esta sección del libro presenta veintiún devocionales que te harán pensar y fortalecerán tu fe al poner los ojos en Jesús. Cada devocional también incluye referencias bíblicas adicionales para expandir tu estudio acerca del tema del día y un testimonio sobre el ayuno.

La PARTE 3, «Los alimentos», se enfoca en el aspecto práctico del Ayuno de Daniel. Identifica las comidas que necesitas comer y las que debes evitar, así como también te brinda más de cien recetas nutritivas y sabrosas que a la vez son sencillas de preparar. Esta sección contiene además un plan de comidas sugeridas, el cual te ofrecerá dirección y te mostrará cómo organizar el aspecto alimenticio de tu ayuno.

La jornada en la que estás a punto de embarcarte resulta emocionante. Mi oración por ti es que puedas conocer al Señor más íntimamente como resultado de tu experiencia en el Ayuno de Daniel y que seas «lleno de la plenitud de Dios» (Efesios 3:19).

Piensa en este libro como un compañero que estará contigo a lo largo de todo el camino. Cuando necesites ideas acerca de qué cocinar para la cena, enseguida encontrarás una receta sencilla. Cuando te sientas cansado, podrás renovarte por medio de los versículos de la Biblia y los devocionales. Cuando estés luchando por mantener este compromiso, la información y las herramientas contenidas en este libro se encargarán de motivarte.

Ahora que tienes una mejor idea de cómo la guía óptima para *El ayuno de Daniel* te ayudará, veamos lo que significa participar en el Ayuno de Daniel.

el
AYUNO

Y volví mi rostro a Dios el Señor, buscándole en oración y ruego, en
ayuno, cilicio y ceniza.
—Daniel 9:3, RVR 1960

Tipos de ayuno

Cuando la mayoría de las personas piensa en ayunar, la primera imagen que por lo general les viene a la mente es la de una persona viviendo sin agua ni comida por varios días o bebiendo solo agua, caldo y jugo. Aunque el ayuno viene en una variedad de formas, básicamente existen cuatro tipos:

1. Absoluto
2. Absoluto sobrenatural
3. Líquido
4. Parcial

Un ayuno absoluto implica una abstinencia de toda comida y líquidos por algunos días, como hizo el apóstol Pablo después que se le apareció el Señor en su camino a Damasco (Hechos 9:9). Otro ejemplo es cuando la reina Ester envió un mensaje a través de Mardoqueo, pidiendo que los judíos ayunaran junto con ella antes de ir a ver al rey. Ella indicó: «Durante tres días no coman ni beban» (Ester 4:16).

Un ayuno absoluto sobrenatural requiere de abstenerse de comer y beber por un período de tiempo mayor que el del ayuno absoluto. Se le llama sobrenatural debido a su duración, ya que resulta médicamente imposible sobrevivir el tiempo que abarca sin el poder divino del Espíritu Santo. Un ejemplo de esto es la ocasión en que Moisés se abstuvo de comida y agua por cuarenta días cuando recibió los Diez Mandamientos del Señor (Éxodo 34:28).

Un ayuno líquido consiste en eliminar toda comida por un período de tiempo y consumir solo agua y jugos de frutas y vegetales. La Biblia no menciona un líquido específico, pero esta es una opción que muchos eligen, en especial cuando ayunan por más de dos o tres días. Tal tipo de ayuno no resulta tan agotador para el cuerpo como un ayuno absoluto, y prácticamente no hay peligro de deshidratación si se consume la cantidad adecuada de líquidos.

En un ayuno parcial, ciertas comidas se eliminan de la dieta por un período específico de tiempo. El profeta Daniel eligió hacer un ayuno parcial cuando buscaba al Señor. Su experiencia constituye la base del Ayuno de Daniel.

El Ayuno de Daniel

Participar en el Ayuno de Daniel consiste en eliminar por veintiún días comidas que comúnmente disfrutamos como un acto de adoración y consagración a Dios. Los alimentos permitidos son frutas, verduras, cereales integrales, legumbres, nueces, semillas y aceites. Los restringidos incluyen los productos lácteos, carne, azúcar, todo tipo de edulcorantes, levaduras, alimentos procesados y refinados, comidas fritas y grasas sólidas. (Para una lista completa de qué comidas consumir y cuáles evitar, mira la página 64).

No tienes que ser un gigante espiritual para realizar un Ayuno de Daniel. El mismo es ideal para todo aquel que está ávido de una mayor conexión con el Señor y se encuentra dispuesto a hacer un compromiso por tres semanas con la disciplina espiritual del ayuno como un medio para lograr esa conexión. Como se trata de un ayuno parcial, a diferencia de un ayuno absoluto o líquido, los que participan en él pueden ingerir una amplia variedad de comidas. Por esta razón el Ayuno de Daniel resulta una buena forma de ayuno para los principiantes. Sin embargo, si tienes alguna enfermedad o preocupación en cuanto a tu salud, debes consultar con tu médico antes de iniciar cualquier tipo de ayuno, incluyendo el de Daniel.

Los principios del Ayuno de Daniel de los días modernos están basados en las experiencias de ayuno del profeta Daniel. Seguimos su ejemplo no tanto porque valga la pena repetir su dieta, sino más bien porque su corazón es digno de imitar. En el libro de Daniel, capítulos del uno al diez, descubrimos cómo la pasión que Daniel sentía por Dios lo llevó a anhelar más la comida espiritual que la física, lo cual es el deseo principal de todos los que eligen llevar a cabo un ayuno. Al darle un vistazo más profundo a lo que hizo, es importante que recordemos que no estamos intentando repetir el menú de Daniel, sino que deseamos imitar el espíritu con el que él ayunaba.

Daniel 1: La prueba de diez días

El libro de Daniel comienza con una conquista. El rey Nabucodonosor de Babilonia había sitiado a Jerusalén, la capital de Judá, llevándose cautivo al rey Joaquín y saqueando el templo de Dios. Como una parte de la incorporación de esta nueva adquisición a su reino, Nabucodonosor trae a un grupo de jóvenes israelitas de su tierra natal para que sirvan en su palacio en Babilonia, pero no como prisioneros o esclavos. Él quiere personas con talento. Así que escoge a los mejores: jóvenes de familias ricas e influyentes, que sean inteligentes, apuestos y fuertes, con un gran potencial para el liderazgo y el éxito. Nabucodonosor pone a su jefe de estado a cargo de esos hombres y ordena que se les entrene por tres años antes de entrar al servicio del rey. Daniel es uno de los jóvenes del rey, un israelita cautivo que fue llevado a vivir a un palacio pagano.

Cada día los muchachos recibían una cierta cantidad de comida y vino de la mesa del rey. Sin embargo, Daniel decide no contaminarse compartiendo la comida real. La mayoría de los comentarios coinciden en que el menú probablemente incluía alguna comida sacrificada a los ídolos y la carne de animales impuros como el cerdo, ambas cosas prohibidas de forma explícita según las costumbres alimenticias judías. Él simplemente no estaba dispuesto a violar sus convicciones.

Daniel pide permiso para comer solo vegetales y beber nada más que agua. El jefe de estado del rey se muestra comprensivo, pero tiene miedo de la ira del monarca si la dieta restringida de Daniel lo hiciera lucir peor que los otros hombres. Daniel se acerca al guardia designado para cuidar de él y sus tres amigos y le propone una prueba: «Por favor, haz con tus siervos una prueba de diez días. Danos de comer sólo verduras, y de beber sólo agua. Pasado ese tiempo, compara nuestro semblante con el de los jóvenes que se alimentan con la comida real, y procede de acuerdo con lo que veas en nosotros» (Daniel 1:12-13). El guardia acepta.

Al final de los diez días de prueba, Daniel y sus amigos lucen más saludables y mejor alimentados que los otros jóvenes que cenaban la comida real. Por lo tanto, desde ese momento en adelante no están más obligados a comer la comida del rey y tienen permiso para alimentarse solo con verduras. La Biblia dice que a estos cuatro hombres que con valentía respaldaron sus creencias Dios les dio sabiduría e inteligencia para entender toda clase de literatura y ciencias. El Señor también le dio a Daniel una visión especial y la habilidad de entender los sueños y visiones (v. 17).

Lo que más me sorprende de este pasaje es que a pesar del hecho de que Daniel se encontraba cautivo y en manos de sus enemigos, él no se convirtió en esclavo del temor. Sabía que negarse a comer la comida del rey podría traerle serias consecuencias, pero Daniel permaneció firme en sus convicciones, demostrando una confianza inquebrantable en su Dios. A pesar de que su experiencia personal no constituyó técnicamente un ayuno (ya que esas comidas muy probablemente no eran parte de la dieta habitual de Daniel de todos modos), es importante observar cómo manejó la situación para poder entender mejor al hombre detrás del ayuno mencionado en el capítulo 10.

También imagino que el rey no escatimó gastos en cuanto a lo que Daniel y los otros hombres consumían. El banquete real resultaba con seguridad muy diferente a todo lo que ellos habían comido alguna vez, lo mejor de lo mejor. Después de todo, Nabucodonosor estaba invirtiendo tiempo y recursos para entrenar a estos hombres, así que le beneficiaba que estuvieran fuertes y sanos. ¿Daniel se sintió tentado por la comida sabrosa que le ponían delante? Probablemente sí. La Biblia no lo dice, de modo que no lo sabemos con certeza. Sin embargo, lo que sí sabemos es que si la comida del rey era una tentación para Daniel, él supo resistirse.

Así como Daniel enfrentó pruebas por seguir al Señor, sin dudas tú también encontrarás desafíos en tu camino. El diablo se enfurecerá al ver que te comprometes a hacer este ayuno, por lo que encontrará la forma de poner la tentación en tu senda. A fin de no ser engañado por el enemigo y caer en lazo, debes prepararte para la batalla. Como aconseja 1 Corintios 16:13: «Manténganse alerta; permanezcan firmes en la fe; sean valientes y fuertes».

Quiero alentarte a dedicar un tiempo para estar con el Señor durante los próximos veintiún días. Ya sé, ya sé. Estás ocupado. Todos lo estamos. Hay muchas cosas y personas pugnando por tu tiempo, y a veces parece que no puedes acomodarlo todo. No obstante, recuerda que esto es un ayuno, y el ayuno incluye sacrificio.

Haz todo lo que puedas para sumergirte en la Palabra durante tu ayuno y aferrarte a las promesas de Dios. Al hacerlo, no te esclavizará la ansiedad, la duda, el desánimo o el temor. Caminarás en la perfecta paz de Dios, guardado por su verdad. ¡Después de todo, es la verdad la que te hace libre, y si el Hijo te liberta, eres libre en verdad (Juan 8:36)!

Daniel 10: La visión

Han pasado muchos años desde que Daniel era un joven que vivía en el palacio del rey Nabucodonosor. Él tiene ahora más o menos ochenta años, pero el Señor continúa revelándole sus propósitos en sueños. En Daniel 10, recibe una visión de Dios que lo perturba de tal manera que entra en un estado de lamentación o ayuno. Dios permite que Daniel vea las muchas calamidades que les sobrevendrán a los judíos debido a sus pecados, en especial por destruir al Mesías y rechazar su evangelio. Daniel está muy angustiado y triste por su pueblo y lo que tendrán que soportar.

La Biblia dice que no comió nada especial ni probó carne o vino por tres semanas (vv. 2-3). En el texto hebreo, las palabras traducidas como «nada especial», *chemdah* y *lechem*, indican que Daniel se abstuvo de las comidas apetitosas. La mayoría de los comentarios coinciden en que esos manjares deseables probablemente incluían panes y dulces. En la versión Reina Valera Revisión 1960, Daniel 10:3 dice: «No comí manjar delicado», y otra traducción lo expresa de esta manera: «No comí alimentos exquisitos» (DHH). En síntesis, Daniel comió comidas simples, consumiendo solo lo necesario para su sustento.

Durante su ayuno, Daniel no estaba enfocado en él o sus necesidades personales. Se sentía quebrantado y contristado en su espíritu por el pueblo que amaba. Haríamos bien en adoptar esta actitud de oración cuando ayunamos, clamando a Dios por nuestra familia y amigos. Al igual que a Daniel, nos ha sido dado un conocimiento de lo que les espera si continúan rechazando el regalo de Dios de la salvación. Ese solo pensamiento debería hacernos caer de rodillas ante el Señor en una ferviente oración intercesora.

Una perspectiva bíblica sobre el ayuno

No encontrarás en ninguna parte de la Biblia el mandamiento: «Deberás ayunar». No obstante, hay una gran cantidad de pasajes tanto en el Antiguo como en el Nuevo Testamento que parecen dar a entender que el ayuno debe ser una parte regular de nuestras vidas.

Josafat declaró un ayuno para todo Judá cuando recibió la noticia de que sus enemigos estaban planeando atacarlo (2 Crónicas 20:1-4). Esdras proclamó un ayuno y oró por un viaje seguro para los israelitas que debían hacer una caminata de casi mil quinientos kilómetros hasta Jerusalén (Esdras 8:21-23). Nehemías se enlutó, ayunó y oró cuando supo que las murallas de la ciudad de Jerusalén habían sido derribadas, dejando a sus compatriotas vulnerables y en deshonra (Nehemías 1:1-4). La reina Ester pidió que todos los judíos de Susa ayunaran y oraran por ella antes de acercarse al rey sin haber recibido una invitación de su parte, lo cual podría haber terminado con su muerte (Ester 4:15-17). Ana, una profetisa, adoraba al Señor noche y día en el templo, orando y ayunando con regularidad (Lucas 2:36-37). Por último, Jesús mismo ayunó durante cuarenta días antes de comenzar su ministerio público (Mateo 4:1-11).

Tal vez uno de los pasajes más descriptivos acerca del ayuno sea el de Isaías 58. En este capítulo el Señor está hablándole a Israel a través del profeta Isaías, respondiendo a las quejas del pueblo debido a la aparente indiferencia de Dios ante sus sacrificios: «¿Para qué ayunamos, si no lo tomas en cuenta? ¿Para qué nos afligimos, si tú no lo notas?» (v. 3).

Hasta este punto, los israelitas están cumpliendo todo al pie de la letra. Se abstienen de ingerir alimentos. Oran. Y aun así el Señor no se agrada de ellos. ¿Qué es lo que están haciendo mal? ¿Cuál es el problema? El *Comentario de Adam Clarke* sugiere que Dios reprobó severamente a los israelitas, llamándole a su ayuno «hipócrita», porque su comportamiento en todas las otras esferas de la vida era injusto y no mostraban un verdadero arrepentimiento. En otras palabras, ellos ayunaban por pura fórmula, pero habían perdido de vista el verdadero sentido del ayuno. Aunque parecían estar ansiosos de conocer a Dios y seguir sus mandamientos, de todos modos continuaban haciendo lo que les placía, explotando a sus trabajadores y peleando entre ellos al punto de darse puñetazos (vv. 2-4). La respuesta de Dios a su conducta es: «Si quieren que el cielo atienda sus ruegos, ¡ayunen, pero no como ahora lo hacen!» (v. 4).

Debemos prestarle atención a esta advertencia si queremos ayunar y orar de una manera aceptable para el Señor. Los israelitas estaban ayunando por las razones equivocadas. El mecanismo de su ayuno era correcto, pero sus corazones no, y eso demostraba cómo vivían. Para evitar repetir el error de los israelitas, debemos pedirle al Señor que examine nuestro corazón y revele toda motivación impura o egoísta antes de entrar en un ayuno. Y cuando nos la muestre, debemos clamar a él confesándonos y arrepintiéndonos. El *Comentario Bíblico de Matthew Henry* dice del ayuno: «Un ayuno es un día para afligir el alma; si no expresa verdadero pesar por el pecado y no promueve el alejamiento del mismo, no es un ayuno»[1].

Se han escrito libros enteros acerca de las riquezas de Isaías 58, pero quiero resumir algunos temas muy importantes que tienen particular relevancia no solo para el Ayuno de Daniel, sino para entender el fundamento

de una perspectiva bíblica sobre el ayuno. Si todavía no lo has hecho, te animo a que apartes unos minutos y leas Isaías 58 por tu cuenta. Léelo lentamente y con una actitud de oración. Luego continúa repasándolo durante las próximas tres semanas. Al meditar en los siguientes temas, reflexiona sobre cómo aplicarlos para que tu Ayuno de Daniel sea un ayuno verdadero a los ojos de Dios.

Arrepentimiento

Reconocer nuestro pecado delante del Señor al comienzo de un ayuno resulta crucial. Como hemos visto en Isaías 58, solo porque ayunamos y oramos eso no significa que Dios se agrada de nuestro sacrificio. Si nuestros corazones no están bien delante del Señor, todo ayuno que hagamos carecerá de sentido y será en vano. La Biblia dice: «Por tanto, para que sean borrados sus pecados, arrepiéntanse y vuélvanse a Dios, a fin de que vengan tiempos de descanso de parte del Señor» (Hechos 3:19). Cuando estás realmente afligido por tus pecados, estableces el fundamento para que Dios te restaure. El Señor renovará un espíritu recto dentro de ti, alistándote para emprender un ayuno que será aceptable a él.

Sinceridad

Dios se disgusta por la hipocresía en nuestras vidas. Un hipócrita es aquel que muestra una fachada de bondad, simulando ser alguien que no es. Cuando nuestras vidas evidencian ese tipo de engaño, en realidad nos alejamos de Dios. La Biblia dice que siempre que albergamos pecado en nuestros corazones, el Señor no

---

1. Matthew Henry, *Comentario Bíblico de Matthew Henry,* Unilit, 1999.

oye nuestras oraciones (Salmo 66:18). Tal falta de sinceridad es la razón por la que el Señor castigó a los israelitas. Durante sus días de ayuno ellos no se concentraban en Dios. Se mostraban contenciosos, pendencieros y violentos. Estaban llenos de egoísmo y eran culpables de manipular a los demás. En vez de someterse al Señor, iban tras sus propios deseos. Como resultado, Dios rechazaba su ayuno.

Si quieres que tu Ayuno de Daniel sea agradable al Señor, comienza acercándote a él «con corazón sincero y con la plena seguridad que da la fe» (Hebreos 10:22). Examina tus motivaciones para comenzar este ayuno, pidiéndole al Señor que te purifique de toda actitud o conducta injusta. Cuando el Señor vea tu deseo genuino de honrarlo y vivir una vida piadosa, vendrá a ti en respuesta.

Intercesión

Clamar a Dios por nuestras necesidades durante un ayuno es importante, pero nuestras oraciones estarán incompletas si dejamos de interceder por otros. Orar con y por otros constituye un honor y un privilegio. En mi opinión, esa es una de las grandes alegrías del ayuno. También es algo que el Señor ordena: «Confiésense unos a otros sus pecados, y *oren unos por otros*, para que sean sanados. La oración del justo es poderosa y eficaz» (Santiago 5:16, énfasis añadido).

Cuando el Señor nos desafía en Isaías 58:6 a «romper las cadenas de injusticia y desatar las correas del yugo, poner en libertad a los oprimidos y romper toda atadura», creo que nos está llamando a clamar por los que se encuentran cautivos del pecado. Según el Comentario Forerunner, el propósito del ayuno es «liberar a

otros de sus pecados, interceder ante Dios por su sanidad, ayudar a proveer para sus necesidades y entender su voluntad. ¡Ayunar es una herramienta de amor divino que tenemos que usar para el bien de los demás, y todo beneficio que *nosotros* obtengamos de él constituirá una de sus maravillosas bendiciones!»[2].

Compasión

Ayunar es algo que se orienta tanto hacia arriba como hacia adentro. Hacia arriba en el sentido de que nos enfocamos en el Señor y su Palabra. Hacia adentro porque uno lleva sus necesidades delante del Señor en oración, mientras que simultáneamente se niega a sí mismo ciertas comidas como un sacrificio de alabanza a él.

Isaías 58 nos indica que el ayuno también debe orientarse hacia afuera, lo cual se demuestra mediante los actos de compasión. El versículo 7 describe la forma en que Dios desea que alcancemos a otros en su nombre: «¿No es acaso el ayuno compartir tu pan con el hambriento y dar refugio a los pobres sin techo, vestir al desnudo y no dejar de lado a tus semejantes?». Este tipo de respuesta no es una que expresa preocupación, pero no hace nada cuando nos enfrentamos a alguien que está en necesidad. Es una respuesta que implica acción. Los recursos que Dios nos ha dado —dinero, posesiones, talentos y tiempo— no nos fueron conferidos para nuestro propio disfrute. Dios quiere que los usemos para bendecir a otros.

Después de detenerme a analizar este

2. Richard T. Ritenbaugh, «Holy Days: Atonement», Forerunner Commentary, *www. bibletools.org*, «Bible Study», julio de 1996.

pasaje durante algunas semanas mientras escribía este libro, me di cuenta de que mis ayunos no se acercaban siquiera a lo que Dios requería. Fui desafiada por lo que leí y le pedí a Dios que me ayudara a entender y aplicar los versículos de Isaías 58. Por ejemplo, el versículo 10 dice que para que nuestros ayunos sean aceptados delante de Dios, debemos «ofrecernos» nosotros mismos al hambriento (LBLA). La frase *ofrecernos al hambriento* implica mucho más que tener solo buenas intenciones. En el hebreo, el significado de la expresión es «salir de nuestro ensimismamiento». Para que este versículo se haga realidad en nuestras vidas, no podemos mantenernos al margen. En cambio, tenemos que involucrarnos y responderles a las personas heridas que Dios pone en nuestro camino. Al permitir que el Señor nos llene de su compasión, podemos ayudar a satisfacer las necesidades de los que él quiere que toquemos, tanto en el sentido físico como en el espiritual. Alcanzar a otros puede implicar un acto tan simple como escribirle una nota de aliento a un amigo que está luchando con una situación, llevar una bolsa de alimentos a un comedor comunitario, cocinar para una familia que acaba de perder a un ser querido o de tener a un nuevo bebé, o darle a alguien un gran abrazo.

Durante tu ayuno, busca la dirección del Señor en oración con respecto a cómo él quiere que te ofrezcas a los que te rodean. Pídele que te brinde oportunidades de bendecir a los demás… ¡y luego prepárate, porque lo hará!

Recompensa

Después de estudiar los requisitos de Dios para el ayuno como están trazados en Isaías 58, puedes sentirte del mismo modo que yo me siento cada vez que los leo: totalmente incapaz de cumplir con unas normas tan elevadas. ¡No te desanimes! El Señor sabe que no podemos hacerlo con nuestros propios medios. Por esa razón nos dio el versículo que está justo en el medio del pasaje e indica: «Llamarás, y el Señor responderá; pedirás ayuda, y él dirá: "¡Aquí estoy!"» (Isaías 58:9). Me encanta que nos haya dado esa palabra de ánimo, sabiendo lo abrumados que podemos llegar a sentirnos. También nos promete que siempre nos guiará, satisfará nuestras necesidades y nos fortalecerá (v. 11); nos asegura que la obediencia en el ayuno trae como resultado bendición, sanidad y protección (v. 10b); y afirma que «serás como jardín bien regado, como manantial cuyas aguas no se agotan» (v. 11b). Por último, el Señor nos dice que encontraremos nuestro gozo en él. ¡No puedo pensar en una recompensa mejor!

Lo que el ayuno es y no es

La práctica del ayuno se menciona repetidas veces en las Escrituras, pero desafortunadamente muchos cristianos la desprecian como si fuera una experiencia del Antiguo Testamento que no es necesaria hoy en día.

Reticentes a tan siquiera abrigar el pensamiento de negarse algo a sí mismos, se pierden algunas de las mayores bendiciones de Dios y la posibilidad de conocerlo a un nivel mucho más profundo.

Edifiquémonos sobre la base de lo que ya hemos aprendido hasta aquí acerca del ayuno estudiando algunos principios adicionales que ampliarán nuestro conocimiento de esta poderosa disciplina espiritual.

Ayunar es el ejemplo que nos dio Jesús.

Primera y principalmente, deberíamos ayunar porque Jesús mismo lo hizo. Antes de sanar a los diez leprosos, antes de resucitar a Lázaro y antes de ir a la cruz, Jesús pasó cuarenta días y cuarenta noches en el desierto ayunando y orando (Mateo 4:1-11). Ni siquiera comenzó su ministerio público hasta que hubo pasado un tiempo a solas con el Padre en preparación para lo que Dios lo había llamado a hacer. Si Jesús, el Hijo de Dios, reconoció la importancia de ayunar en su vida, ¿no deberíamos hacerlo nosotros también?

Ayunar implica una batalla intensa.

En Daniel 10 se nos permite tener un atisbo de lo que ocurre en el mundo espiritual cuando oramos y ayunamos. La Biblia dice que veintiún días después de que Daniel comenzara su ayuno, recibió la visita de un mensajero celestial, el cual la mayoría de los eruditos bíblicos creen que era Gabriel. El ángel le dijo: «No tengas miedo, Daniel. Tu petición fue escuchada desde el primer día en que te propusiste ganar entendimiento y humillarte ante tu Dios. En respuesta a ella estoy aquí. Durante veintiún días el príncipe de Persia se me opuso» (vv. 12-13). Las oraciones de Daniel fueron oídas de inmediato, pero las respuestas no llegaron enseguida. Una fuerte batalla tuvo lugar en los lugares celestiales mientras Daniel oraba y ayunaba, de modo que el mensajero de Dios se vio detenido en el camino por la oposición de los poderes de la oscuridad.

Cuando ayunas, la batalla es tanto física como espiritual. Primero, entras en guerra contra tu propia carne —tu cuerpo y sus pasiones— ya que tu carne no quiere saber nada del asunto. También combates contra el enemigo de tu alma, cuyo objetivo final es destruirte. Sin embargo, no tienes que dejarte paralizar por el temor. El todopoderoso, omnisciente y potente Dios está de tu lado. Recuerda que eres más que vencedor en Cristo (Romanos 8:37). ¡La batalla ya ha sido ganada!

El ayuno nos da la victoria sobre el enemigo.

Después de ayunar cuarenta días y cuarenta noches, Jesús tuvo hambre. Cuando Satanás se le apareció y le ofreció algo de pan, Jesús pudo haberse sentido tentado a tomarlo. Después de todo, no había comido nada en más de un mes. No obstante, en vez de ceder, Jesús resistió el ataque del enemigo hablando la verdad. Mateo 4:4 dice que Jesús contestó: «Escrito está: "No sólo de pan vive el hombre, sino de toda palabra que sale de la boca de Dios"». Satanás fue persistente y tentó a Jesús dos veces más desde dos ángulos diferentes. En ambos casos, Jesús respondió a sus ataques con la Palabra de Dios.

El ejemplo de Jesús nos deja en claro lo que precisamos hacer para caminar en victoria. Debemos equiparnos para la batalla peleando con la espada del espíritu (Efesios 6:17). La Palabra es nuestra arma de guerra, y esta arma tiene un poder divino (2 Corintios 10:4). Mientras meditas en la verdad y le permites que cale hondo en tu interior, el Espíritu Santo te da la fuerza para mantenerte firme y no caer. Cuando estudias la Palabra de Dios, eres capaz de recordar versículos aplicables durante esos tiempos de tentación. El Espíritu Santo traerá a tu mente esos versículos que ya has memorizado y obtendrás la victoria no solo en este período de veintiún días de ayuno, sino en las semanas, meses y años que siguen.

El ayuno nos otorga poder para el ministerio.

Cuando los miembros de la iglesia en Antioquía estaban adorando al Señor y ayunando, el Espíritu Santo los instruyó: «Apártenme ahora a Bernabé y a Saulo para el trabajo al que los he llamado» (Hechos 13:2). La Biblia dice que después de haber ayunado y orado, los miembros de la iglesia impusieron sus manos sobre Pablo y Bernabé y los enviaron. Este ejemplo nos demuestra que uno de los beneficios del ayuno es que nos unge con poder para lo que Dios ha planeado que hagamos.

El ayuno reconoce nuestra completa dependencia de Dios.

La Biblia dice que Dios ha puesto eternidad en nuestros corazones (Eclesiastés 3:11), lo cual significa que ha creado dentro de cada uno de nosotros un vacío que solo él puede llenar. Por lo tanto, está literalmente en nuestro ADN anhelar a Dios. Sin embargo, podemos ser engañados con facilidad y creer la mentira de que en realidad no lo necesitamos y podemos lograr las cosas solos. El orgullo y la autosuficiencia desplazan cualquier deseo de una relación con el Señor y muy pronto nuestros corazones se endurecen ante su obra en nuestras vidas.

El ayuno produce un impacto necesario en nuestros sistemas y nos sacude hasta que asumimos de nuevo una manera correcta de pensar. Nos humillamos cuando nos damos cuenta de lo totalmente dependientes que somos del Señor y su misericordia. La debilidad física que experimentamos nos ayuda a recordar que el Señor es el único que nos sustenta y nos satisface de verdad.

Ayunar tiene que ver con la comida.

En cada ejemplo de ayuno en la Biblia, las personas lo llevan a cabo sin comer o empleando una combinación de agua y algunos alimentos. Una práctica popular en nuestra cultura actual es declarar un ayuno de otras cosas, como son ir de compras, usar la computadora o mirar televisión. Aunque estas negaciones tienen sus beneficios, no constituyen ayunos según los ejemplos bíblicos.

Abstenerse de algunas comidas o grupos completos de ellas, así como en el Ayuno de Daniel, resulta en una profunda conciencia espiritual que no se logra al renunciar a visitar el centro comercial o ver tu comedia favorita. Uno no siente cólicos dolorosos en el vientre cuando decide alejarse de la Internet por una semana. Sin embargo, cuando eliminas la comida que te gusta y comes de forma habitual, tu cuerpo te hará sentir miserable hasta que le des lo que pide. ¡Por ejemplo, si sueles tomar café temprano en la mañana, tu cuerpo te comunicará su deseo de cafeína bendiciéndote con un fuerte dolor de cabeza a cambio!

Los efectos colaterales físicos y las ansias que experimentarás mientras ayunas te sirven como un recordatorio constante de que necesitas con desesperación al Señor a cada minuto de cada día. Cuando hay restricciones de comida, comprendes esta dependencia en una mayor medida, ya que la lucha es tanto espiritual como física. Por eso, para que un ayuno sea verdaderamente un ayuno, debe existir una autonegación de la comida.

Ayunar no tiene que ver con la comida.

Mientras que la autonegación de la comida es un componente vital del Ayuno de Daniel, no debes dejar que ella ocupe el centro de la escena. Tan difícil como esto puede llegar a ser, en especial al comienzo del ayuno, resiste la tentación a quedar tan atrapado en lo que vas a comer que pierdas de vista los muchos beneficios del ayuno: la purificación física y espiritual, una mayor sensibilidad espiritual y una dulce comunión con el Señor. Si te dejas absorber por el asunto de la comida y fallas en buscar al Señor, todo lo que estás haciendo es una dieta de veintiún días.

Ayunar tiene que ver contigo.

Jesús dijo: «Vengan a mí todos ustedes que están cansados y agobiados, y yo les daré descanso» (Mateo 11:28). El Señor quiere que le lleves todas tus necesidades. Considera el Ayuno de Daniel como una invitación personal de tu Padre celestial. Dios te está dando una oportunidad única de acercarte a él. El Salmo 103:11 declara: «Tan grande es su amor por los que le temen como alto es el cielo sobre la tierra». El Señor te ama y tiene cuidado de cada detalle de tu vida. Si algo te importa, también le importa a él. En este sentido, ayunar *tiene que ver contigo*. Sin que importe lo que necesites recibir de parte del Señor durante tu ayuno —ya sea aliento, discernimiento, sanidad, esperanza, fuerzas o sabiduría— debes saber que él quiere dártelo, ya que anhela darle buenas cosas a sus hijos (Mateo 7:11). Él está esperando que le pidamos.

Ayunar no tiene que ver contigo.

Tu ayuno no se trata de ti y lo que tú deseas. Es acerca de Dios y lo que *él* desea.

En Zacarías 7, los israelitas les preguntan a los sacerdotes si debían ayunar como lo habían hecho en el pasado. El Señor le habla al profeta Zacarías diciendo: «Dile a todo el pueblo de la tierra, y también a los sacerdotes: "Cuando ustedes ayunaban y se lamentaban en los meses quinto y séptimo de los últimos setenta años, *¿realmente ayunaban por mí?*"» (Zacarías 7:5, énfasis añadido).

¡Vaya! Esa es una pregunta incisiva no solo para los israelitas, sino también para nosotros. Nos desafía a examinar nuestras motivaciones a la hora de emprender un ayuno. ¿De verdad deseamos ayunar como un acto de obediencia y adoración? ¿O estamos tratando de manipular a Dios y torcerle el brazo para que responda a nuestras oraciones de la manera en que nosotros queremos? Es importante discernir nuestras verdaderas intenciones y luego someterlas a Dios. Un ayuno que honra a Dios requiere que renunciemos al control que tenemos sobre nuestras vidas y se lo entreguemos a Dios. Lo adoramos y alabamos no por lo que puede darnos, sino por quién es él. Nos entregamos por completo en obediencia y servicio amoroso porque creemos de todo corazón que el mejor lugar donde podríamos estar es en el centro de la voluntad de Dios.

Ayunar te cambia la vida.

Ayunar es un acto de humildad que el Señor recompensa. Dios se agrada cuando hacemos sacrificios para honrarlo y acercarnos a él. Esta es una promesa con la que puedes contar: «Acérquense a Dios, y él se acercará a ustedes» (Santiago 4:8). La Biblia también dice que Dios nos bendice cuando lo buscamos: «Humíllense delante del Señor, y él los exaltará» (Santiago 4:10).

Cada vez que pasamos tiempo en la presencia del Señor, somos cambiados. Su Palabra nos transforma y renueva nuestras mentes, haciéndonos más sensibles a la actividad del Espíritu Santo en nuestras vidas. Al leer la Palabra de Dios y meditar en ella, pensaremos la verdad, hablaremos la verdad y actuaremos conforme a la verdad. Mientras más tiempo pasemos en la Palabra, más nos pareceremos a Jesús. ¡Hablando de vidas cambiadas!

Después de haber leído hasta aquí, tal vez te sientas un poco abrumado. Quizás estés considerando todos los diferentes componentes del ayuno y te preguntes si podrás llevarlo a cabo. Déjame asegurarte que *sí podrás* hacerlo, ya que el Señor te dará poder para cumplir tu compromiso. Él es fiel y transitará contigo cada paso del camino.

El ayuno es un misterio multifacético. Es imposible que lleguemos a comprender su alcance con nuestras mentes finitas. Sin embargo, ayunar es más que una autonegación física. Cuando va de la mano de la oración ferviente, el ayuno abre el camino para que Dios irrumpa y haga cosas milagrosas en nuestras vidas y las de aquellos que nos rodean.

Espero que después de leer la información de esta sección veas el ayuno como una aventura emocionante y no como una larga lista de reglas. Lo último que quisiera sería que levantaras tus manos al cielo y dejaras escapar un suspiro profundo mientras piensas: «¡Vaya, no tenía idea de que ayunar fuera algo tan complicado!». Ayunar, en esencia, es en verdad algo muy simple. Enfoca tu energía en las siguientes cinco cosas y habrás hecho tu parte para experimentar un exitoso Ayuno de Daniel. El resto es asunto de Dios.

1. Ora con frecuencia.
2. Lee la Palabra todos los días.
3. Cree las promesas de Dios.
4. Restringe tu ingestión de alimentos.
5. ¡Alaba y agradécele a Dios!

Ahora veamos cómo crear un plan de ayuno que pueda ayudarte a organizarte y a estar seguro de que tu ayuno será lo más efectivo posible.

Crea tu propio plan de ayuno

Antes del ayuno

Una semana antes de comenzar tu ayuno, prepárate espiritual y físicamente para lo que vas a emprender. Mi consejo es que leas la siguiente lista y cumplas tanto de ella como te sea posible. No te preocupes si no eres capaz de implementarlo todo. El Señor bendecirá tus esfuerzos a fin de prepararte para tu experiencia de ayuno.

Preparación espiritual

1. *Identifica tu motivación principal para este ayuno.* Pregúntate por qué estás haciendo el Ayuno de Daniel. ¿Precisas sabiduría para tomar una decisión? ¿Deseas una sanidad física? ¿Quieres interceder por un miembro de la familia que no conoce al Señor? Una vez que hayas respondido esa pregunta, ora y dale gracias a Dios por su provisión. Confía en que él te responderá cuando lo busques. Además, piensa en otros pedidos de oración que tienes para ti mismo y otros, haciendo una lista de esas necesidades.

2. *Decide realizar un plan de lectura bíblica.* Los devocionales diarios que vienen en este libro tienen la finalidad de servir como un trampolín que te lance a la Palabra. Una manera en que puedes complementar el material devocional es buscando las referencias bíblicas adicionales que aparecen cada día. Los versículos te ayudarán a profundizar el estudio del tema central del devocional. Otra opción para un plan de estudio simple durante tu ayuno es elegir un libro de la Biblia y leer varios versículos cada día. Algo que me ha dado buen resultado ha sido leer el salmo y el proverbio que corresponden a ese día en el calendario. Por ejemplo, el 1 de enero debería leer el Salmo 1 y Proverbios 1. Sin que importe lo que decidas hacer, asegúrate de hallar un sistema que resulte razonable y coincida con la cantidad de tiempo que pasarás leyendo la Palabra cada día.

3. *Lee Isaías 58 y otros pasajes sobre el ayuno.* Estudiar esos pasajes te ayudará a alinear tu corazón y tu mente con lo que Dios desea de un ayuno. Relee la sección «Una perspectiva bíblica sobre el ayuno» (p. 16)

y repasa los versículos mencionados en la sección «Lo que el ayuno es y no es» (p. 19) a fin de tener una visión más amplia.

4. *Pídele a un amigo que sea tu compañero de oración.* Tener a alguien orando contigo y por ti a lo largo de tu ayuno es un beneficio maravilloso y una fuente de aliento. Idealmente, tu compañero de oración debería estar realizando también el Ayuno de Daniel, pero esto no es un requisito. La clave es que cuentes con una persona que eleve tus necesidades en oración y con la que puedas hablar.

5. *Compra un diario personal o utiliza un anotador.* Dios va a hacer muchas cosas maravillosas durante tu ayuno, por lo que es una buena idea anotarlas. Usa un diario para los pedidos de oración, la alabanza y las respuestas a la oración, y a fin de que quede registrado lo que el Señor te muestre en su Palabra.

Preparación física

1. *Comienza poco a poco.* La semana antes de iniciar el ayuno, empieza a disminuir la cantidad de carne, productos lácteos, cafeína y azúcar que consumes. Hacer esto ayudará a tu cuerpo a adaptarse lentamente a las pautas alimenticias del Ayuno de Daniel y también reducirá la severidad de cualquier efecto colateral molesto que pueda ocurrir. A la vez, aumenta tu consumo de agua, así como también de frutas y verduras.

2. *Planifica tus comidas para la primera semana.* La clave del éxito con las raciones de comida del ayuno es la correcta planificación. Esto a la larga te permitirá ahorrar tiempo, te ayudará a prevenir la frustración de tener que decidir a último momento qué comer, y evitará la tentación de que transijas con comidas que no están dentro de las permitidas para el ayuno. ¡Aprovecha las comidas que ya han sido planificadas para ti! En las páginas 66-69 se encuentran algunos planes de comidas sugeridos para cada semana. Estos planes son prácticos en el sentido de que limitan el número de recetas de entre las cuales elegir, haciendo un poco más sencillo crear un plan de comidas, aunque permitiéndote todavía la libertad de escoger según tus gustos y necesidades. Dirígete a la sección «Crea tu propio plan de comidas para el Ayuno de Daniel» en la página 65. También puedes encontrar sustitutos para cualquiera de las recetas sugeridas usando el índice (p. 237) a fin de localizar recetas alternativas que podrías querer probar.

3. *Haz la lista de provisiones para la próxima semana.* Si estás usando el plan sugerido de comidas, la «Herramienta para la planificación de

comidas del Ayuno de Daniel» que aparece en el apéndice 3 (p. 220) hará que confeccionar la lista de compras sea mucho más sencillo.

4. *Prepara la comida con anticipación.* Mira las recetas de la primera semana para encontrar maneras de acelerar la preparación y hacerla más eficiente. Por ejemplo, si la receta del almuerzo del martes lleva arroz integral cocido, cocina el arroz el lunes por la noche o el martes en la mañana. Otra forma de ahorrar tiempo es cortando las verduras frescas que precisarás durante esa semana y almacenándolas en el refrigerador hasta que tengas que usarlas.

5. *Cocina y congela las comidas.* Separa unas horas de la semana antes de iniciar tu ayuno para preparar tres o cuatro de las recetas de la semana 1, como los Frijoles negros al horno con chile, el Hummus (crema de garbanzos) y la Sopa toscana. También puedes guardarlos en recipientes herméticos en el congelador para usarlos más tarde en el ayuno. (Asegúrate de rotularlos).

Durante el ayuno

Concéntrate en el Señor y haz de él tu prioridad número uno por las siguientes tres semanas. Tal vez te sientas tentado a hacer trampa, ceder o hasta a renunciar a mitad de camino, pero no lo hagas. Dios te dará el dominio propio y la perseverancia que necesitas para terminar tu ayuno. ¡Sé fuerte en el Señor y en el poder de su fortaleza!

Preparación espiritual

1. *Separa un tiempo a solas con el Señor cada día.* Lee su Palabra y ora. Esto es fundamental. No puedes descuidar el tiempo con el Señor y esperar que tu ayuno sea efectivo.

2. *Lee los devocionales que están en la parte 2, «El enfoque» (p. 33).* Lee la anotación correspondiente a cada día y medita en lo que Dios te muestra a través de su Palabra.

3. *Repasa el apéndice 2, «Versículos con los cuales alimentarte» (p. 217).* Dirígete continuamente a estas preciosas pepitas de verdad, de manera especial cuando necesites aliento. Asegúrate también de pronunciar las palabras en voz alta. Hablar la Palabra en vez de solo leerla te fortalece y edifica tu confianza en el Señor.

4. *Ponte en contacto con tu compañero de oración para hablar de cómo él o ella puede continuar orando por ti.* Celebra las formas en las que Dios ha provisto y cómo ha respondido a la oración.

5. *Escribe lo que Dios te revela.* Registra los pensamientos que el Señor te da, además de los pedidos de oración y las alabanzas.

Preparación física

1. *Bebe mucha agua.* Las comidas del Ayuno de Daniel son ricas en fibras, así que será esencial que le proveas a tu cuerpo el agua que necesita según la cantidad de fibra que estás consumiendo. Bebe agua a lo largo de todo el día. Lleva siempre una botella de agua contigo, o ten a la mano un gran vaso de agua sobre tu escritorio mientras trabajas. No esperes hasta sentir sed para tomar agua. Si esperas hasta sentir la sensación de la sed, probablemente ya estés ligeramente deshidratado. El consumo insuficiente de agua es una de las causas primarias de la constipación, algo que definitivamente querrás evitar durante tu ayuno. Tu meta diaria debe ser beber más o menos la cantidad de onzas de aguas equivalente a la mitad de tu peso corporal. Por ejemplo, alguien que pesa alrededor de ciento cincuenta libras (setenta kilogramos) debería consumir un poco más de setenta y cinco onzas de agua por día, más o menos nueve tazas. Eso puede sonar imposible, pero recuerda que estás ingiriendo una cantidad significativa de agua a través de los alimentos que consumes, la cual cuenta con respecto a tu meta. El cuadro de esta página te proporciona una idea de cuánto necesitas beber. ¡Espero que no te sientas ahogado con solo mirarlo! La mejor manera de incrementar tu consumo de líquido durante tu ayuno es haciéndolo de forma gradual. Si por lo general bebes alrededor de dos tazas de agua al día, trata de beber de dos a tres tazas diarias y a partir de ahí ve aumentando. Una manera de determinar si estás bebiendo la cantidad suficiente de agua es mirando el color de tu orina. Debería ser casi incolora o amarilla clara. Si es oscura, probablemente estás deshidratado.

Peso corporal aproximado (kilos)	Consumo ideal de agua (tazas)
45-55	6 – 8
55-68	8 – 9
68-80	9 – 11
80-90	11 – 12
90-102	12 – 14
102-113	14 – 16
113-135	16 – 18
135-147	18 – 20
147-158	20 – 22

2. *Planifica tus comidas para las semanas dos y tres.*
3. *Continúa buscando ideas en el plan de comidas para cada semana.*
4. *Haz la lista de provisiones para las semanas dos y tres.*
5. *Prepara las comidas con anticipación.*
6. *Cocina porciones dobles y congélalas.*
7. *Mejora la digestión comiendo lentamente y masticando bien la comida.* Nuestras vidas son aceleradas, y esta tendencia a estar constantemente apurados se tramite a nuestros hábitos alimenticios. En vez de disfrutar de la comida, nos atragantamos, lo cual a menudo resulta en hinchazón, indigestión y comer en exceso. A la hora de la comida,

cálmate. No estés tan apurado. Saborea los alimentos que Dios te ha dado. Tu cuerpo te lo agradecerá.

8. *Prueba a beber jugos.* Beber jugos solía ser una de esas actividades que solo la gente rara hacía. Ahora cada vez más personas están comprendiendo los beneficios de los zumos de frutas y verduras frescas. Si nunca lo has intentado, deberías considerar añadir una juguera a tu lista de regalos de cumpleaños o Navidad. Los jugos son ideales para el Ayuno de Daniel, ya que puedes ingerir una gran variedad de frutas o verduras de una vez. Otro punto fuerte de los jugos es que a los niños les encantan. Mis hijas adoran ayudarme a elaborar jugos frescos. Hacer que los niños se involucren en la preparación de los zumos aumenta las probabilidades de que los beban después. (Un consejo es que comiences con cosas que sabes que a ellos les gustarán, como los jugos de manzanas, uvas o naranjas. No intentes nada extravagante al principio. Después puedes ir introduciendo poco a poco ingredientes como el brócoli, la zanahoria, el apio, etc.). Fíjate en la sección «Jugos» (p. 204), la cual presenta algunas recetas a modo de idea.

   • Los jugos frescos se asimilan, absorben y digieren con facilidad.

   • Beber jugos te permite consumir una gran variedad de frutas y vegetales de una manera eficaz.

   • Tu cuerpo recibe un refuerzo instantáneo de nutrientes, enzimas, vitaminas y minerales de una forma que le permite utilizarlos enseguida.

9. *Enfócate en las comidas que puedes comer, no en las que no puedes.* Todos pensamos en alguna comida que sabemos que extrañaremos durante el Ayuno de Daniel. Para mí, es el té verde con miel. Otros contarán los días hasta poder volver a tomar su refresco o café favorito. La mayoría de los hombres no pueden esperar para comerse una jugosa hamburguesa o un churrasco una vez que finalice el ayuno. Mientras estamos ayunando, no deberíamos quejarnos o protestar porque no podemos disfrutar de las cosas que solíamos tener (Filipenses 2:14). Ayunar es un tiempo para negarse a sí mismo. No se supone que sea una experiencia confortable. Recuerda que tu Ayuno de Daniel es un acto voluntario de adoración. Tú mismo has elegido hacerlo. Mantén una actitud de gratitud al agradecerle continuamente al Señor por la comida que estás ingiriendo, tal como nos indica la Biblia en 1 Tesalonicenses 5:18: «Den gracias a Dios en toda situación, porque esta es su voluntad para ustedes en Cristo Jesús».

10. *Haz ejercicio.* Tal vez la ejercitación física ya sea parte de tu vida y

cosechas los beneficios de la misma cada semana. No obstante, quizás la palabra «ejercicio» es como una enfermedad infecciosa y la evitas a toda costa. Cualquiera sea tu nivel de actividad, considera que el Señor nos manda a honrarlo con nuestros cuerpos (1 Corintios 6:19-20). Pienso que el ejercicio físico es una de las maneras en que él espera que nos cuidemos. Si no estás practicándolo con regularidad, tal vez ahora sea el momento de comenzar un programa básico de ejercitación. Puede ser algo tan simple como ir a caminar o montar en bicicleta dos o tres veces por semana. Una vez que le permitas a Dios transformar tu pensamiento en esta área para que consideres al ejercicio como un privilegio más que como un castigo, experimentarás el gozo de saber que estás cuidando tu cuerpo de una forma que lo honra a él.

Después del ayuno

¡Felicitaciones! Has llegado al final de tu viaje y ahora tu Ayuno de Daniel ha finalizado. ¡Bien hecho! Espero que te sientas tan energizado que decidas seguir comiendo de esta manera. Sin embargo, comprendo que puedes estar listo para decirle adiós a los frijoles, las verduras y el arroz por un tiempito mientras disfrutas otra vez de tus comidas preferidas. A continuación aparecen algunos consejos para ayudarte a terminar tu ayuno.

Preparación espiritual

1. *Continúa pasando tiempo con la Palabra cada día.*
2. *Continúa orando.*
3. *Continúa escribiendo un diario.*

Preparación física

1. *Sal lentamente de tu ayuno.* Después de haberte privado de tus comidas favoritas por tres semanas, puedes sentir un gran deseo de volver a consumirlas. En realidad, tal vez hasta hayas planeado desde el primer día del ayuno con qué comidas vas a agasajarte cuando termines. Resiste la tentación de tirar la casa por la ventana. Para tu primera comida luego del ayuno, no cometas el error de darte un atracón en tu restaurante preferido. ¡Lo lamentarás si lo haces! Dale a tu cuerpo tiempo para adaptarse a las comidas que no has consumido durante veintiún días. Ingiérelas de forma lenta y limítate a pequeñas porcio-

nes. Puede ser útil también que planifiques las comidas para los dos o tres primeros días, a modo de evitar comer en exceso.

2. *Sigue bebiendo agua.* Durante las últimas tres semanas has estado bebiendo varios litros de agua, así que sería una pena dejar que este nuevo hábito positivo se fuera por la borda. La siguiente lista identifica algunas razones por las que nuestros cuerpos precisan agua para sobrevivir y crecer. Algunas de las funciones del agua son:

    - Le permite al cuerpo metabolizar la grasa acumulada.
    - Ayuda a mantener el tono muscular.
    - Lubrica las articulaciones.
    - Previene y alivia la constipación.
    - Previene la acidez estomacal.
    - Reduce la retención de líquidos.
    - Regula la temperatura corporal.
    - Elimina los desechos del cuerpo.
    - Suprime el apetito de forma natural.

3. *Continúa tomando decisiones saludables.* A lo largo de tu ayuno confiaste en la fuerza del Señor para abstenerte de ciertas comidas como un acto de adoración a él. Colocaste a Dios en primer lugar e hiciste todo lo posible por tomar decisiones saludables. Aunque tu ayuno ha finalizado, todavía sigue siendo importante cuidar tu cuerpo. Si el ayuno reveló que tienes alguna adicción a la comida, mantente atento a esas tentaciones cuando vuelvas a comer con «normalidad». Así como un solo trago puede enviar a un alcohólico hacia una espiral descendente, también un simple mordisco de algo dulce puede desatar un atracón para algunas personas. El azúcar puede ser una sustancia tan adictiva como el alcohol o las drogas. En vez de ceder a nuestros deseos, debemos pedirle al Señor sabiduría a fin de evitar las comidas problemáticas para nosotros. Él nos ayudará a vencer la tentación de modo que podamos caminar en victoria y vivir «con justicia, piedad y dominio propio» (Tito 2:12). Recuerda lo que el Señor te ha mostrado durante el ayuno y no regreses a los hábitos destructivos que pueden dificultar tu crecimiento espiritual. Haz el esfuerzo para elegir aquellas comidas que le brindan a tu cuerpo la nutrición que precisa. Además, si comienzas un programa de ejercicios durante el ayuno, continúa realizando algún tipo de actividad física como parte de tu rutina diaria. Si aún no has abordado esa meta, haz planes para lograrla.

el ENFOQUE

He optado por el camino de la fidelidad, he escogido tus juicios.
—Salmo 119:30

Enfócate en Dios dándote un banquete con su Palabra

Al encontrarme con tus palabras, yo las devoraba; ellas eran mi gozo y la alegría de mi corazón, porque yo llevo tu nombre, SEÑOR, Dios Todopoderoso.

—Jeremías 15:16

Uno de los sucesos más espectaculares que ocurre en la naturaleza es la metamorfosis de una oruga en una mariposa.

Una simple oruga que se arrastra por la tierra es milagrosamente transformada en una criatura alada de un brillante colorido que puede remontarse muy alto en el cielo. Esta es una bella ilustración de lo que debe ocurrir en nuestras vidas si debemos ser transformados a la imagen de Cristo.

Las orugas tienen una meta: comer. Cada día consumen tanta comida como les sea posible. Comer es el centro de su existencia, lo cual las hace crecer muy rápidamente. Durante sus cortas vidas, las orugas ingieren veinte veces su peso en comida. Ellas deben consumir toda esta comida a fin de prepararse para la próxima etapa de su desarrollo, que es formar la crisálida. Dentro de la crisálida, las nuevas partes del cuerpo se encuentran en formación. Este proceso tarda semanas y a veces meses. Cuando llega el momento adecuado y la transformación se ha completado, una maravillosa mariposa se abre paso a través de su envoltura y emerge, luciendo muy diferente a la oruga que una vez fue.

Durante los próximos veintiún días necesitarás ocuparte de ti mismo con un consumo en el ámbito espiritual equivalente al de una oruga. Pasar tiempo sumergido en la Palabra de Dios es vital para el éxito de tu ayuno. Devora lo más que puedas. Haz que la lectura bíblica sea tu prioridad número uno, llenándote de la verdad de Dios. Come, come, come y come. Si lo haces, nunca más serás el mismo. Tus pensamientos, actitudes y acciones cambiarán. Crecerás en Cristo y «serás transformado por la renovación de tu entendimiento» (Romanos 12:2). Al someterte al Señor y saborear cada bocado de su poderosa Palabra, él te moldeará hasta que llegues a ser la persona que planeó que fueras. No querrás ya lucir como la antigua persona que eras; en cambio, comenzarás a parecerte más a Jesús.

En esta sección hallarás veintiún devocionales diarios, cada uno de los cuales contiene referencias bíblicas adicionales para un estudio posterior junto con el testimonio de alguna persona sobre el ayuno. Los devocionales se dividen en los siguientes temas:

SEMANA 1: Arrepentimiento y oración
SEMANA 2: Pruebas y perseverancia
SEMANA 3: Confianza y transformación

Enfócate en el Señor, dándote un banquete con su Palabra y, al igual que la mariposa, pronto serás testigo de una metamorfosis en tu vida. Ábrele tu corazón, comienza a extender tus alas y prepárate a volar.

El ayuno comienza con una confesión

Si confesamos nuestros pecados, Dios, que es fiel y justo, nos los perdonará y nos limpiará de toda maldad.

—1 Juan 1:9

Hoy es un día emocionante, ya que inicias la experiencia del Ayuno de Daniel. Dios tiene mucho que mostrarte, por eso es importante que comiences de la forma correcta. Como el propósito del ayuno es buscar a Dios en oración, me parece bien empezar este primer día viendo cómo Daniel se acercaba al Señor.

Un día, cuando Daniel estaba estudiando las palabras del profeta Jeremías, se sintió muy abrumado y confundido debido a lo que leía. Comprendió por las Escrituras que los israelitas iban a sufrir durante muchos años a fin de expiar su gran rebelión contra el Señor. La respuesta inmediata de Daniel fue orar y ayunar. Sus palabras están registradas en Daniel 9 y establecen el fundamento de cómo deberíamos comenzar este Ayuno de Daniel.

Sus primeras palabras reconocen su pecado y el pecado de su pueblo. En los versículos 4-10 encontramos frases como: «hemos pecado y hecho lo malo», «hemos sido malvados», «nos hemos apartado de tus mandamientos», «no hemos prestado atención» y «no hemos obedecido». Daniel sabía que era necesario que el Señor lo purificara de las actitudes incorrectas que formaban parte de su vida antes de que su tiempo de ayuno y oración pudiera ser efectivo.

> Tienes que hacer un Ayuno de Daniel por las motivaciones correctas. Yo entré en el ayuno debido a que todos a mi alrededor lo estaban haciendo y porque pensé que me ayudaría a adelgazar. En ningún momento aumenté mi tiempo de oración o lo consideré como algo más que un mero programa para bajar de peso. No es de sorprenderse que solo haya llegado hasta la mitad del ayuno y no me haya acercado más a Dios durante el proceso. Me sentía como un fracaso. La próxima vez que realice un Ayuno de Daniel me aseguraré de llevarlo a cabo con Dios a mi lado. Se tratará menos de mí y más de él.
> — K. MOORE

¿Por qué comenzar con una confesión? Nuestro Dios es un Dios santo, y cuando vivimos en una desobediencia deliberada, nuestros pecados nos impiden disfrutar de la dulce comunión con él. La confesión derriba las barreras que se levantan en el camino de su completa bendición para nuestras vidas.

Cuando pases tiempo con el Señor hoy, pídele que te revele las actitudes y conductas que no se corresponden con su Palabra. A medida que él traiga esos pecados a tu mente, confiésalos. Ponte de acuerdo con el Señor, admitiendo que has estado equivocado. Una vez que lo hayas hecho, recibe

Versículos para el estudio adicional:
Salmo 33:18
Salmo 51:2
Proverbios 28:13

su perdón y misericordia. Luego, dale gracias por limpiarte y purificarte de toda falta de rectitud.

Ahora ya estás listo para seguir adelante. Dios te ha guiado a hacer este Ayuno de Daniel y él tiene mucho que hacer en y a través de tu vida durante las siguientes tres semanas. ¡Espera grandes cosas, porque Dios es un Dios grande!

Señor, muéstrame las áreas de mi vida que no te agradan. Me arrepiento de mis pecados y me vuelvo a ti, oh Dios, de modo que pueda empezar este ayuno con una conciencia limpia y un corazón puro. ¡Estoy emocionado por lo que vas a hacer en las próximas tres semanas!

Ve al Monte Moria

> No tengas otros dioses además de mí
> —Éxodo 20:3

Estoy siendo perseguida por un hombre llamado Abraham. Me lo encuentro en todas partes: en mi lección de estudio bíblico, el servicio de oración del miércoles por la noche, el libro que estoy leyendo. ¿Quién es este hombre y qué quiere conmigo? De acuerdo, tal vez sea un poco lenta para entender, pero estoy empezando a pensar que Dios está tratando de llamar mi atención y utiliza la historia de Abraham a fin de lograrlo.

Tal vez ya conozcas el relato. Dios le prometió a Abraham que sería el padre de muchas naciones. Sin embargo, a la edad de noventa y nueve años, Abraham y su esposa Sara todavía estaban esperando tener un bebé. Cuando cumplió los cien años, sucedió algo increíble. ¡Ellos tuvieron un hijo! El mayor deseo de Abraham se hizo realidad e Isaac fue su mayor alegría.

Años más tarde, Dios le dijo a Abraham que llevara a su amado Isaac a un monte para sacrificarlo como un holocausto. ¿Por qué Dios le pediría a Abraham que hiciera una cosa tan horrorosa? Estaba probándolo para ver si el amor que sentía por su propio hijo superaba al amor que sentía por su Señor. Aunque a Abraham se le partía el corazón ante el pensamiento de lastimar a Isaac, se levantó temprano en la mañana y partió rumbo al Monte Moria. Él sabía que para obedecer a Dios debía poner a Isaac sobre el altar.

Justo cuando Abraham levantó el cuchillo para sacrificar a su hijo, un ángel del Señor le habló y le dijo que no le hiciera daño al muchacho. Dios

Versículos para el estudio adicional:
Génesis 22:1-18
Éxodo 20:4
Salmo 24:23-5
Isaías 42:8

proveyó un cordero que estaba atrapado en un matorral cercano para que ocupara el lugar de su hijo.

No estaba mal que Abraham amara a Isaac. El problema era que su padre lo amaba demasiado. En el libro *Counterfeit Gods* [Dioses falsos], el autor Timothy Keller hace esta observación: «Si Dios no hubiera intervenido, Abraham ciertamente habría llegado a amar a su hijo más que a nada en el mundo, si es que ya no lo hacía. Eso hubiera sido idolatría, y toda idolatría es destructiva»[3].

¿Existe algún ídolo en tu vida? Dios nos llama a entregarles todos nuestros «Isaacs». No tengas miedo de subir al Monte Moria. Ve ahora mismo y no lo dudes. Entrega todo en el altar. Tu Proveedor te encontrará allí y te librará, así como libró a Abraham.

Querido Dios, muéstrame si hay algún «Isaac» en mi vida. Dame la fuerza y el valor para destronar las cosas que he puesto en tu lugar. Tú eres mi Señor. Te sirvo solo a ti.

Elijo el Ayuno de Daniel cuando necesito dirección o renuevo, o cuando deseo oír la voz de Dios con más claridad. Este sacrificio vivo diario es una forma maravillosa de establecer una conciencia constante de que estoy ordenando las prioridades de una forma correcta en mi vida, eliminando todos los ídolos y permitiendo que Dios reine en mi corazón. Dios me ha mostrado una y otra vez que cuando ponemos nuestra carne y nuestros apetitos bajo la dirección de su Espíritu, él nos recompensa. Siempre me conmueve cómo Dios honra nuestros esfuerzos, sin importar lo pequeños que sean. Esto no es porque tengamos que trabajar a fin de obtener su aprobación, sino porque él está tan lleno de gracia que busca oportunidades para bendecirnos. Ayunar es una de esas oportunidades en las que muestra su gracia.

—S. Hord

3 Timoty Keller, *Counterfeit Gods: The Empty Promises of Money, Sex and Power, and the Only Hope That Matters*, Dutton, Nueva York, 2009, p. 13.

DÍA 3

Su glorioso nombre

Bendito sea por siempre su glorioso nombre; ¡que toda la tierra se llene de su gloria!
—Salmo 72:19

Cuando estaba embarazada, me pasaba horas y horas hojeando libros con nombres de bebés, tratando de encontrar el nombre adecuado para nuestra pequeña. Finalmente escogimos el nombre Isabelle para nuestra primogénita, que significa «consagrada a Dios», y Jocelyn para nuestra segunda niña, que quiere decir «espíritu alegre». Era importante que nuestras hijas tuvieran nombres que no solo sonaran lindo, sino que además tuvieran un significado valioso.

La Biblia brinda varios ejemplos de cómo los nombres de las personas a menudo describen su carácter o su conducta. Por ejemplo, durante la primera parte de su vida, Jacob hizo honor a su nombre, que quiere decir «tramposo», engañando a su hermano Esaú y su padre a fin de obtener su primogenitura. Más tarde en la vida de Jacob, después que luchó con el Señor y finalmente se sometió a él, Dios cambió su nombre a Israel, que significaba «enderezado por Dios».

Cuando escoges seguir al Señor y recibir su don de la salvación, también se te da un nombre nuevo. Te conviertes en un cristiano, que significa «seguidor de Cristo». Sin embargo, no te ganas el derecho a llevar su nombre por causa de tu justicia. Tus buenas obras no te otorgan el privilegio de identificarte con el Señor. No, la única razón por la que llevas su glorioso nombre es debido a Jesús y lo que él hizo por ti.

Jesús pagó un alto precio a fin de poder llamarte suyo. Él te amó tanto que estuvo dispuesto a morir para darte vida. Pasa unos minutos ahora agradeciéndole al Señor por haber enviado a Jesús de modo que pudieras ser libre del pecado. ¡Alaba al Señor por su infinita misericordia y su eterno amor!

¡Padre Dios, te alabo! Mi mente no puede sondear las profundidades de tu amor. Gracias por enviar a Jesús a fin de salvarme, para que pueda ser parte de tu familia y vivir contigo por toda la eternidad.

Nuestra familia participó en el Ayuno de Daniel con nuestra iglesia el año pasado. Los primeros dos días realmente luché con el asunto de la comida y lo que estaba dejando. Padecí horribles dolores de cabeza y pensé que veintiún días me parecerían toda una eternidad. Sin embargo, cuando empecé a enfocarme en el propósito del ayuno, sentí que Dios me hacía una invitación por escrito para «avanzar más profundo» con él. Aceptar esa invitación me ayudó a experimentar un nivel de intimidad y una tierna adoración que nunca había conocido antes de participar en el Ayuno de Daniel.
—H. Miller

Versículos para el estudio adicional:
Génesis 25:29-34
Génesis 27:1-40
Génesis 32:22-28
Génesis 35:10
Salmo 113:2-3
Efesios 2:8-9
Tito 3:5

¡Bébelo todo!

¡Si alguno tiene sed, que venga a mí y beba! De aquel que cree en mí, como dice la Escritura, brotarán ríos de agua viva.
—Juan 7:37-38

Tan pronto como salté de la cama y mis pies tocaron el suelo esa mañana, fui directo a la cocina a tomar un vaso de agua. Me levanté sedienta, así que en lo único que podía pensar era en satisfacer mi sed. No tomé el agua a pequeños sorbos, sino que me la tragué tan rápido como pude, sintiéndome mucho mejor después.

El agua es esencial para la vida y nuestro cuerpo debe ingerir la cantidad adecuada a fin de funcionar bien. Todo lo que tienes que hacer es escribir «beneficios del agua» en cualquier buscador de la Internet y encontrarás cientos de razones por las que es importante beber el agua que tu cuerpo necesita. Una manera en que el agua nos ayuda durante el ayuno es removiendo las toxinas. Las toxinas son sustancias venenosas que le causan daño al cuerpo, resultando en toda clase de enfermedades y problemas de salud.

Nuestras almas también necesitan hidratación, corrientes refrescantes de aguas de vida que solo Jesús puede traer a nuestra sedienta existencia. Jesús prometió que «el que beba del agua que yo le daré, no volverá a tener sed jamás, sino que dentro de él esa agua se convertirá en un manantial del que brotará vida eterna» (Juan 4:14). Solo el Señor puede satisfacer nuestras necesidades más hondas. Solo él puede depurar las toxinas del enojo, la amargura, los celos, la falta de perdón y la rebeldía. Solo Jesús, nuestro Salvador, puede limpiarnos de adentro hacia afuera.

Versículos para el estudio adicional:

Salmo 1:2-3
Juan 4:7-15
Juan 6:35
Juan 7:37-38

El Ayuno de Daniel fue un peregrinaje increíble para nosotros. Ni mi esposo ni yo habíamos ayunado antes, así que el camino que transitábamos era completamente nuevo. Una vez que transcurrieron los primeros días y cambié mi forma de pensar, pude apartar mi enfoque de lo que podía o no comer y centrarme en la verdadera razón por la cual ayunaba. En realidad crecí en mi relación con Dios y aprendí a descansar en él de una forma nueva. Ahora ayuno con regularidad y siempre me sorprende lo que Dios hace.
—M. Day

Cada vez que bebas un vaso de agua durante tu ayuno, que sea un recordatorio de que Jesús es tu Agua Viva. Él tiene reservas ilimitadas de bendiciones, paz, poder y sabiduría para derramar en tu vida. Bebe profundamente del Señor hoy. Encuentra deleite en la verdad de su Palabra. Ten sed de él solamente.

Señor, tengo sed de ti y tu Palabra. Nada más me satisface sino tú. Lléname hoy para que mi vida pueda rebosar de tu amor.

DÍA 5

El aliento de vida

El Espíritu de Dios me ha creado; me infunde vida el hálito del Todopoderoso.
—Job 33:4

Un día me encontré luchando a fin de explicarles a mis hijas que aunque no podemos ver a Jesús y sentir sus brazos alrededor de nosotros, él es una persona real. Después de discutir este concepto por unos minutos, mi hija de seis años, Isabelle, finalmente me dijo: «Mami, ya lo entendí. Jesús es una persona de aire».

Isabelle estaba solo declarando lo que era evidente para ella: que no puede ver a Jesús con sus ojos, pero sabe que se encuentra ahí. Y está en lo cierto. Jesús *es* una persona real, no un amigo imaginario o el personaje de ficción de una historia. Es tan real como el aire que respiramos. Así como nuestros cuerpos no pueden sobrevivir sin oxígeno, tampoco nosotros podemos vivir separados de Cristo. Sí, podemos meramente existir, pero sin él nuestras vidas no tienen sentido y están vacías.

No quiero olvidar jamás lo que era mi vida antes de que Jesús me salvara. Estaba muerta en medio de mis pecados, sin esperanza y sin Dios. Iba rumbo a un camino de destrucción. No obstante, un día de verano hace más de treinta años, Dios me rescató del reino de las tinieblas y me hizo renacer en Cristo. También depositó su Santo Espíritu en mi corazón, de modo que nunca estuviera lejos de su presencia.

Si conoces al Señor, su Espíritu vive en ti. Tus ojos tal vez no lo vean, pero él está ahí. Este regalo precioso, que es también tu Consolador, Consejero, Intercesor, Maestro y Amigo, siempre está contigo, infundiendo su vida dentro de ti para que puedas vivir de verdad.

Versículos para el estudio adicional:
Efesios 1:13
Efesios 2:1, 4-5, 12
Romanos 5:5
Romanos 8:26

Durante casi un año rechacé los llamados del Espíritu Santo a fin de que participara en un tiempo de ayuno y oración. Cuando nuestro pastor le pidió a la iglesia que considerara realizar un Ayuno de Daniel, de inmediato supe que debía hacerlo. Además de orar por nuestra iglesia, también oré por los miembros de mi familia que precisaban que Dios interviniera en algunas situaciones difíciles que experimentaban. ¿Respondió Dios? Sí, aunque no de inmediato. ¡Dios es fiel y hace más de lo que podemos siquiera imaginar! Me siento muy bendecido de haber tenido la oportunidad de obedecer la guía del Espíritu Santo a fin de ayunar por mi iglesia y mi familia. Creo que mi obediencia me posibilitó ser parte de la respuesta de Dios a esas oraciones.
—R. Enke

Dios, gracias por darme la vida, tanto física como espiritualmente, y por enviar a tu Espíritu Santo a morar en mí, de modo que nunca más esté solo.

Clamores en la noche

El Señor es clemente y compasivo, lento para la ira y grande en amor.
—Salmo 145:8

Anoche tuvimos una larga noche. Mi hija corría al baño casi a cada hora para vomitar, y yo me levantaba junto con ella. Cada vez que me despertaba, me resultaba más difícil salir de la cama. Cuando aparté las frazadas para levantarme por quinta o sexta vez, me recordé a mí misma: «*Compasión*, Kristen. Debes ser paciente y compasiva».

A las cuatro y media de la madrugada decidí permanecer levantada y hacer algún trabajo en la computadora. Casi tan pronto como comencé a escribir, oí a Isabelle haciendo arcadas, así que me dirigí al baño. Con una voz temblorosa, dijo: «Solo quería que vinieras conmigo». Tenía miedo y deseaba sentirse segura teniéndome cerca. Le di un beso en la frente y la envolví en un abrazo mientras vomitaba. Cuando terminó, le lavé la cara, la acompañé a la cama y oré por ella.

Mientras estaba limpiando el baño, no pude evitar pensar en cómo el Señor nos responde en nuestro tiempo de necesidad. Isaías 30:18 declara: «Por eso el Señor los espera, para tenerles piedad; por eso se levanta para mostrarles compasión». Nuestro Padre amoroso no titubea cuando lo llamamos. Siempre está listo para venir a rescatarnos. No importa por lo que estés pasando, si estás enfermo o solo o asustado, tu bondadoso Dios te está escuchando. Tan pronto como tu clamor desesperado alcance sus oídos, él te rodeará con su amor incondicional y su misericordia. Puedes encontrar consuelo en la promesa de Dios de que jamás te dejará ni te olvidará, lo que significa que nunca más tendrás que atravesar un problema tú solo. Cuando enfrentes la más oscura de las noches, clama al Señor y halla fuerzas en su presencia. Él está esperando para ayudarte.

Versículos para el estudio adicional:
Salmo 116:5
Salmo 145:8-9
2 Corintios 1:3
Colosenses 3:12
1 Pedro 3:8

Comenzamos el ayuno específicamente para orar buscando la dirección de Dios en cuanto a un ministerio relacionado con los huérfanos y/o la adopción. El día anterior a que terminara el ayuno, Dios me mostró que teníamos que seguirlo a Sierra Leona, África. Ya estamos apadrinando a un niño allí, y estoy planeando un viaje a fin de visitarlos y ayudar en el orfanato. Siento muy fuertemente que este será un ministerio a largo plazo para nuestra familia y nos puede llevar a la adopción. Creo con todo mi corazón que este ayuno es lo que nos condujo a tener esta visión y tal paz acerca de lo que él nos estaba mostrando.
—J. Widhalm

Padre, te doy gracias por ser un Dios de compasión y porque siempre estás ahí cuando oro. Abre mis ojos a las maneras prácticas en que puedo mostrarles tu compasión a los demás.

Una buena obra

Estoy convencido de esto: el que comenzó tan buena obra en ustedes la irá perfeccionando hasta el día de Cristo Jesús.
—Filipenses 1:6

Nehemías tenía una carrera exitosa como copero del rey, pero aun así, en lo profundo de su ser, sentía que Dios lo estaba llamando a hacer algo diferente. Algo radical. Algo que solo Dios podía lograr.

Esa tarea parecía monumental e imposible. Los muros de Jerusalén estaban derribados, dejando a la gente indefensa contra todo ataque. Nehemías sabía que Dios quería que abandonara la comodidad del palacio y guiara a su pueblo a reconstruir las murallas de la ciudad.

Él respondió con fe y obediencia. Ayunó y oró. Solicitó con valentía el permiso del rey y le pidió ayuda a fin de obtener recursos. Sabiamente, examinó la condición de los muros antes de comenzar la reconstrucción. Y luego inició la obra.

Desde el primer día, Nehemías y el pueblo de Dios soportaron intensas persecuciones. Sus enemigos los ridiculizaron y se burlaron de ellos, esperando que abandonaran la tarea. Sin embargo, los israelitas continuaron trabajando día tras día con todo su corazón, creyendo que el Señor los haría triunfar. Como resultado, los sólidos muros de la ciudad de Jerusalén fueron terminados en un tiempo récord. Cuando las naciones de los alrededores oyeron que los muros habían sido levantados en solo cincuenta y dos días, sintieron temor y perdieron la confianza en sí mismos, porque se dieron cuenta de que la obra se había llevado a cabo con la ayuda de Dios.

Dios nos llama a cada uno de nosotros a una gran obra. Al igual que Nehemías y los israelitas, sin dudas enfrentaremos oposición. No obstante, cuando el enemigo nos lance acusaciones en medio del camino y trate de derrotarnos, podemos permanecer firmes en la verdad de la Palabra de Dios. Me encanta la respuesta de Nehemías ante los infructuosos intentos de sus enemigos para distraerlo: «Estoy ocupado en una gran obra, y no puedo ir» (Nehemías 6:3). Él se negó a permitir que el trabajo se viera entorpecido y permaneció enfocado en los propósitos de Dios. Debemos recordar que

Versículos para el estudio adicional:
Nehemías 1:4
Nehemías 2:4-9, 11-15, 20
Nehemías 4:6
Nehemías 6:15-16
Salmo 138:8

Dejé mi empleo en una compañía de contadores públicos para lanzarme por mi cuenta y trabajar solo algunas horas a la semana. Pasaron tres meses y aunque estaba ganando algo de dinero, parecía que siempre estábamos luchando para salir adelante. Consideré la idea de conseguir un empleo de medio tiempo, pero mi esposo me dijo que pensaba que Dios tenía otra cosa para mí. En lo profundo de mi corazón sabía que tenía razón.

Durante el Ayuno de Daniel, oré pidiendo dirección con respecto a mi empresa… ¡y el jueves anterior a que el ayuno terminara el Señor abrió las ventanas de los cielos y envió varios negocios y clientes a nuestra vida! Dios nos respondió de una manera poderosa, y no creemos que hubiéramos recibido una respuesta tan clara de no haber sido por el Ayuno de Daniel.   —T. Yearack

así como Dios fue fiel y ayudó a su pueblo a reconstruir las murallas de Jerusalén, él también completará la buena obra que ha comenzado en nuestras vidas.

Dios, tú tienes un plan para mi vida, y estoy seguro de que lo llevarás a término a medida que me rindo a ti. Me niego a que el enemigo me distraiga y desvíe de mi camino con sus malvados planes. Mis ojos están puestos en ti, Señor soberano, a fin de que termines la buena obra que has comenzado en mí.

¡Felicitaciones! ¡Has terminado la primera semana!

¿Cómo te ha ido hasta aquí? Dios está obrando en ti y a tu alrededor. Sigue confiando en el Señor y él te dará las fuerzas para perseverar. Al comenzar la semana 2, recuerda Filipenses 4:13. ¡Tú puedes lograrlo!

DÍA
8

Cuando la aflicción es buena

Me hizo bien haber sido afligido, porque así llegué a conocer tus decretos.
—Salmo 119:71

Versículos para el estudio adicional:
Salmo 119:68, 75-76, 143
Salmo 145:17

Hace unos años tuve algunos problemas serios con mi piel, ya que el eczema con el que luchaba desde la niñez se empeoró de gran manera. Intenté de todo: cremas de aplicación externa, esteroides en forma oral y tópica, medicamentos antiinflamatorios y hasta una terapia leve. La mayoría de los días deambulaba por ahí como una zombi, extenuada por la picazón y las interminables rascadas que me mantenían en vilo toda la noche. Me mostraba irritada, deprimida, como si fuera alguien por completo distinta a mí. Me sentía tan desdichada con mi piel que sabía que colapsaría en cualquier momento si no lograba conseguir algún alivio.

Durante este tiempo sombrío, el Señor me guió a leer el Salmo 119:71, que afirma: «Me hizo bien haber sido afligido, porque así llegué a conocer tus decretos». Por mi parte pensaba: «¿Bueno? ¡No hay nada de *bueno* en esto, Señor! Luzco y me siento horrible. Estoy cansada de lidiar con este problema y no entiendo de qué manera algo así pueda ser bueno». Sin embargo, en vez de continuar con el festín de la autocompasión, comencé a meditar en otros versículos de ese mismo capítulo que me recordaban la bondad y la fidelidad de Dios, las cuales no han cambiado a pesar de las pruebas que él pueda permitir en mi vida.

Lentamente mi mente y mi corazón fueron transformados al ver mi situación desde la perspectiva de Dios. Aprendí a descansar en él para obtener nuevas fuerzas. Desarrollé una pasión por su Palabra. Oré con más frecuencia y mayor fervor. Me di cuenta de que los problemas de mi piel no eran un castigo del Señor, sino una forma de aprender a enfocarme en él como mi fuente de fortaleza y consuelo. Él me permitió experimentar esos desafíos físicos no porque estuviera enojado conmigo, sino porque me amaba. Dios redimió esa prueba en particular, con todo lo dolorosa que era, atrayéndome más cerca de sí mismo.

¿Te encuentras atravesando un momento difícil en tu vida que no puedes comprender? ¿Estás cansado de tanta lucha y te preguntas cuál podría ser el propósito de Dios con ello? Tengo buenas noticias para ti: No tienes que entender por qué suceden las cosas, *solo tienes que confiar en él*. El Señor está obrando en medio de ese problema para bien, aun si no puedes verlo ahora mismo, y usará lo que sea con tal de transformarte a la imagen de Cristo. Abraza sus preciosas promesas y pídele que te muestre un versículo en especial que fortalezca tu fe. Algún día mirarás hacia atrás a esta prueba, meditarás en todo lo que Dios ha hecho, y serás capaz de decir: «Me hizo bien haber sido afligido».

Después de años de luchar con mi peso, el Señor trajo varias soluciones a mi camino, una de las cuales fue el Ayuno de Daniel. El primer día resultó fácil. Me sentía muy emocionada y deseosa de entregarle todo a Dios. ¡Sin embargo, al tercer día ya estaba dispuesta a desertar! Entonces Dios me habló y me hizo saber que renunciar cuando las cosas se ponían difíciles era lo que yo había hecho muchas veces en el pasado, y todo lo que había conseguido eran cuarenta y cinco kilos de sobrepeso. Así que decidí que continuaría con el ayuno.

En el trascurso de mi ayuno de veintiún días perdí tres kilos. No obstante, más que eso, aprendí que es posible finalizar algo y que *todo* lo *puedo* en Cristo que me fortalece. ¡Seguiré bajando de peso y será todo para su gloria!

—M. Givler

Dios, sé que hay un propósito en el dolor de la aflicción. Guárdame de hundirme en la desesperación cuando vengan las pruebas. Quiero darle honor y gloria a tu nombre, sin importar cuáles sean las circunstancias de mi vida.

¡Ten paciencia y no te quejes!

Den gracias a Dios en toda situación, porque esta es su voluntad para ustedes en Cristo Jesús.
—1 Tesalonicenses 5:18

Versículos para el estudio adicional:
Salmo 7:17
Salmo 28:7
Salmo 118:28

¡Que el triturador de residuos de mi fregadero explote por toda la cocina no es precisamente un ejemplo de soportar el sufrimiento, pero sí es una prueba a la paciencia! Los restos de manzana, remolacha y naranja cubrían todo el piso. Todo estaba hecho un desastre… se trataba de un verdadero desorden.

Mientras limpiaba la cocina, me sentía ansiosa y agotada. Pensaba en todas las cosas que tenía que hacer y en que esta no la era manera en que deseaba comenzar el día. Estaba enojada. En silencio culpé a mi esposo por no haber ajustado mejor el dispositivo cuando lo colocó unas semanas atrás. Me irritaba que mis hijas continuaran preguntándome cuándo les iba a preparar el desayuno. ¿No era obvio que tenía todo un desorden entre manos?

En ese momento, dos versículos vinieron a mi mente: «Tengan paciencia» (Santiago 5:7) y «No se quejen» (Santiago 5:9).

Ah, vaya. Yo era claramente culpable de ambos cargos. Estaba quejándome en mi espíritu y no tenía un ápice de paciencia. Determinada a no dejar que este incidente inesperado arruinara mi día, me detuve, respiré hondo y le pedí a Dios que me diera fuerzas. Él no solo me ayudó a limpiar la comida que estaba desparramada por todas partes, sino que me dio lo que más necesitaba entonces: su perspectiva. Dios me recordó que las pruebas de todo color y tamaño, incluso las más desagradables, son a menudo oportunidades del cielo para madurar como seguidores de Cristo. Me di cuenta que el fiasco con la trituradora de residuos esa mañana era en realidad una oportunidad de poner mi fe en acción mostrándome agradecida a pesar de todo el inconveniente.

Mientras transcurre hoy tu día, considera cada situación desafiante que enfrentes como una manera de parecerte más a Jesús. Cuando veas las circunstancias de tu vida a través de los ojos de Dios, no te sentirás desconcertado si tus planes son interrumpidos. No te quejarás ni rezongarás. Responderás con un corazón agradecido.

Señor Dios, sé que mis pruebas son parte de la vida y que tú las usas para hacerme crecer. Ayúdame a dar gracias en toda circunstancia.

Decidimos llevar a cabo un Ayuno de Daniel luego de poner nuestra casa en venta. Solo quince días después de haber colocado el anuncio, recibimos una oferta. Para el día dieciséis de haber puesto en venta nuestra casa, que era el día doce de nuestro ayuno, ya teníamos el contrato firmado. Sabíamos que esto era obra de Dios, ya que el mercado inmobiliario no es tan grande y durante la primera semana de haber publicado el anuncio el césped estuvo todo cubierto de hielo y nieve, y las temperaturas resultaron muy bajas. El Ayuno de Daniel fue increíble para nosotros y la experiencia me cambió para siempre.

—A. Gannon

Visión de túnel

Queridos hermanos, ya que Dios nos ha amado así, también nosotros debemos amarnos los unos a los otros. Nadie ha visto jamás a Dios, pero si nos amamos los unos a los otros, Dios permanece entre nosotros, y entre nosotros su amor se ha manifestado plenamente.

—1 Juan 4:11-12

Recientemente tuve una de esas mañanas en las que me levanto algo irritable y aturdida. Sufría un fuerte dolor de cabeza y me parecía que había sido atropellada por un tren. Durante toda la mañana mostré una actitud que indicaba cuánta lástima sentía por mí. Después de algunas horas de autocompadecerme, finalmente me senté y abrí la Biblia en 1 Juan 4:7-16, el pasaje en el que el apóstol Juan escribe de manera tan elocuente acerca del amor de Dios por nosotros y la forma en que debemos amarnos unos a otros.

Versículos para el estudio adicional:
Mateo 22:37-39
Filipenses 2:3-4
1 Pedro 4:8

Toda mi visión cambió en cuestión de minutos. Ya no sentía pena por mí misma. En realidad, ni siquiera estaba pensando en mí al final de todo. En vez de eso, mi corazón se sentía aliviado y animado al pensar en Dios y su asombroso amor.

El amor de Dios es asombroso. Resulta difícil entender por qué elige derramar su gracia y misericordia sobre gente tan imperfecta, obstinada y rebelde. ¡No obstante, afortunadamente, él lo hace! Dios nos ama tanto que envió a su Hijo Jesús como sacrificio por nuestros pecados. La muerte de Jesús en la cruz hizo posible que experimentemos toda la extensión del amor

Durante el ayuno realmente busqué la dirección del Señor para nuestro ministerio. Tengo una pasión por la juventud, pero no estaba seguro de dónde Dios quería que lo sirviera. Un día mi hijo fue a una excursión y trajo un folleto que pensó que me gustaría. Se trataba de una información sobre las pandillas. Cuando leí el folleto, mi corazón se quebrantó por esos muchachos. Luego entendí el mensaje: Tenía que involucrarme en el ministerio juvenil urbano. Le dije al Señor que iría a cualquier lugar donde él me llevara, aun si eso significaba mudarme y trasladar a toda mi familia. Antes del ayuno, eso era algo inimaginable. Finalmente nos mudamos y Dios abrió un campo misionero nuevo por completo para nosotros entre los amigos y familiares. Mi nuevo empleo, que es en la «zona peligrosa» de la ciudad, me coloca justo en el foco de la actividad de las distintas bandas. Los asesinatos son frecuentes y la mayoría de ellos están asociados a las pandillas. A pesar de los desafíos, estamos viendo a Dios obrar. No habría experimentado ninguna de estas bendiciones si no hubiera escuchado a Dios a través del ayuno y la oración.

—D. Oltman

de Dios. Sin embargo, este amor no nos es dado para nuestro regocijo solamente. Dios derrama su amor en nuestros corazones para que lo compartamos con otros.

Cerré mi Biblia y comprendí cuál era el verdadero dilema. Padecía de un severo problema de visión de túnel. La visión de túnel, desde el punto de vista médico, implica la pérdida de la visión periférica —o la visión lateral, como le llaman— lo que significa que vemos solo lo que está justo frente a nuestros ojos. Solo porque yo no me sentía bien, había perdido la habilidad de ver las necesidades de otros. Mi perspectiva estaba reducida a mí, yo y lo mío.

Aunque el dolor de cabeza no se me quitó por varias horas, mi visión mejoró de inmediato luego de leer la verdad de la Palabra de Dios. El Señor me mostró que es imposible amar a las personas cuando ni siquiera puedo verlas. Y para verlas, tengo que dejar de enfocarme en mí misma.

Cuando la vida te abate y sientes que tu visión se estrecha, pasa unos minutos con Dios. Dirige tu atención a él. Tu visión periférica se restablecerá y serás libre para compartir el amor de Dios con los que te rodean.

Padre, es muy fácil quedar atrapado en mi propia vida y volverme insensible a las necesidades de los que me rodean. Ayúdame a humillarme para poder compartir tu amor que cambia vidas.

DÍA 11

Huesos secos

Yo soy el Señor, Dios de toda la humanidad ¿Hay algo imposible para mí?

—Jeremías 32:27

Hace unos años pasé un curso de anatomía. Cabe aclarar que no era un curso común de anatomía. Se trataba de *anatomía en bruto*, lo que significa que trabajábamos sobre cadáveres humanos.

Hay un recuerdo en particular de esa clase que siempre permanecerá en mi memoria. Cuando me acerqué al cadáver pensé en el hecho de que la única diferencia que existía entre el cuerpo de esa mujer que yacía sobre la mesa y el mío era la vida. Todas las partes estaban allí —sus músculos, tejidos y huesos— pero su espíritu se había ido. En ese momento, me impactó el hecho de que Dios es el único que infunde vida en nosotros, y que sin su Espíritu habitando en nuestros corazones, estamos muertos por dentro.

El profeta Ezequiel también tuvo un encuentro inolvidable con unos huesos. El Señor lo llevó a un valle cubierto de huesos y le preguntó: «Hijo de hombre, ¿podrán revivir estos huesos?» (Ezequiel 37:3). Observa que el Señor no dijo: «¿Están *vivos* estos huesos?». Resultaba demasiado obvio que no lo estaban. Se encontraban muertos. Todos resecos. Inútiles.

Ezequiel no sabe muy bien adónde quiere llegar el Señor con esa serie de preguntas, así que va a lo seguro y dice: «Señor omnipotente, tú lo sabes» (v. 3). Ezequiel no responde la pregunta del Señor con un sí valeroso y confiado, ya que no puede ver más allá del proceso natural de la muerte tan claramente evidente delante de él. Su perspectiva es limitada. Sin embargo, el Señor no lo condena por su falta de fe. Más bien, en su amor y misericordia, le da una visión de lo que puede suceder cuando Dios irrumpe en una situación al parecer sin esperanza.

El Señor le dice a Ezequiel que profetizara sobre los huesos, ordenándoles que vivieran. Tan pronto como el profeta pronuncia la palabra, escucha un ruido. ¡Los huesos se están moviendo! Se unen, uno por uno. La carne y los tendones aparecen, la piel los recubre. Sin embargo, los cuerpos siguen sin vida.

Nuevamente el Señor le dice a Ezequiel que profetice y pida que venga el aliento de vida. Cuando le ordena al aliento que entre en los cuerpos, un vasto ejército se levanta delante de él; cientos y cientos de seres humanos

El Ayuno de Daniel resultó una experiencia increíble para nosotros. El negocio de mi esposo estaba pasando por su peor momento financieramente. Había perdido clientes e ingresos a causa de la economía y otras situaciones. Durante el ayuno, oramos que Dios trajera nuevos clientes… ¡y así lo hizo! Él reemplazó todos los ingresos perdidos y luego nos dio otros. Este fue un tiempo muy especial con el Señor. A través de nuestro ayuno y oración, Dios no solo cambió nuestras circunstancias, sino que también transformó nuestro caminar con él. ¡No puedo esperar a ver lo próximo que Dios hará cuando ayunemos y lo busquemos!
—D. Chronister

Versículos para el estudio adicional:
Job 33:4
Proverbios 14:30
Romanos 4:17

vivos y respirando. Ahora Ezequiel puede responder la pregunta de Dios con completa confianza: «¡Sí! ¡Estos huesos *pueden* vivir!».

Al igual que Ezequiel, puedes encontrarte parado en medio de un valle de huesos secos. No te es posible ver más allá de lo que está delante de ti. No obstante, Dios quiere cambiar tu punto de vista. Cualquier cosa que estés atravesando puede parecer sin remedio, pero no lo es. Ya se trate de un matrimonio destrozado, un empleo sin perspectivas o un futuro incierto, el Señor quiere infundirle vida a tu situación. Deposita tu confianza en su Palabra y observa al Dios del universo hacer cosas asombrosas.

Dios, pongo mi confianza en ti hoy. Aun cuando las situaciones de mi vida parezcan sin esperanza, sé que nada es muy difícil para ti.

La herramienta correcta

Tu palabra es una lámpara a mis pies; es una luz en mi sendero.
—Salmo 119:105

Versículos para el estudio adicional:
Salmo 19:8
Salmo 119:11, 33-35
Proverbios 6:23

Mi esposo en un hombre que sabe muy bien cómo usar una herramienta. Si algo en la casa está roto y precisa reparación, él se siente desafiado más que molesto. De inmediato deja lo que esté haciendo, sale corriendo para su cueva, y revuelve todo un arsenal de dispositivos, artefactos y cachivaches en busca de la herramienta exacta para hacer el trabajo.

Él se deleita en el proceso de restauración, en componer cualquier cosa que se haya dañado. Concentrado en la tarea que tiene a mano, se niega a abandonarla si llega a surgir algún inconveniente. Sin embargo, hay momentos en que emerge del cobertizo de las herramientas sintiéndose frustrado e incompetente porque no pudo hallar lo que necesitaba para finalizar el trabajo. Entonces el proceso se detiene hasta que logra encontrar la herramienta correcta.

¿Cómo reaccionas cuando algo en tu vida se rompe y necesita reparación? ¿Los problemas te hacen enojar o eres capaz de enfrentarlos con un sentido de expectativa? Santiago 1:2-4 nos muestra de qué manera las pruebas pueden beneficiarnos: «Hermanos míos, considérense muy dichosos cuando tengan que enfrentarse con diversas pruebas, pues ya saben que la prueba de su fe produce constancia. Y la constancia debe llevar a feliz término la obra, para que sean perfectos e íntegros, sin que les falte nada».

Cuando las luchas se interponen en nuestro camino, nunca carecemos de la herramienta correcta para el trabajo. Tenemos un instrumento multipropósito —la Palabra de Dios— que es capaz de guiarnos en cada tarea de reparación que realicemos. La Biblia es tanto una lámpara como una luz, lo que significa que brilla fuertemente en nuestras circunstancias e ilumina los pasos que debemos dar. Si abrazamos esta poderosa herramienta que Dios nos ha dado, sentiremos paz y esperanza aun en medio de los desafíos más duros de la vida. Esto se debe a que, según las palabras de mi habilidoso esposo, «tener la herramienta adecuada es determinante».

Cuando Kristen nos contó sobre la idea del Ayuno de Daniel, me pregunté de qué forma podría beneficiarnos como iglesia e individuos. Bueno, debo decir que quedé gratamente sorprendido.

Después de llevar a cabo nuestros primeros veintiún días de ayuno en enero, mi esposa y yo podemos decir que resultó ser una gran bendición para nuestras vidas personales, y creo que seguiremos viendo los efectos a largo plazo en nuestra iglesia. Es increíble lo enfocado que puedes volverte durante un ayuno. Creo que esto podría convertirse en una experiencia unificadora para toda la familia de la iglesia, así que planeamos convocar a un Ayuno de Daniel durante el año próximo.

—Pastor D. Mercaldo

Señor Dios, tu poderosa Palabra tiene las respuestas para cada problema o situación que enfrento en mi vida. Ayúdame a disciplinarme para leerla a diario. Quiero saturar mi mente de tu verdad para ser fuerte en ti.

Temor

Así que no temas, porque yo estoy contigo; no te angusties, porque yo soy tu Dios. Te fortaleceré y te ayudaré; te sostendré con mi diestra victoriosa.

—Isaías 41:10

Isabelle no estaba descendiendo la montaña con facilidad. Nuestra hija de seis años había escalado previamente una pared lateral de roca de diez metros, haciéndolo como toda una profesional. No tenía problema para avanzar por las distintas formaciones rocosas, encontrando fácilmente un lugar donde asirse aquí o apoyar el pie allá. Siendo unos entusiastas escaladores de rocas, mi esposo y yo estábamos rebosantes de orgullo cuando ella lo hizo todo solita. Una vez que llegó a la cima, su papá le explicó lo que debía hacer para descender de nuevo hasta la base. Ella lo había hecho una docena de veces en el pasado, así que estábamos confiados en que descendería con facilidad y sin ningún problema.

Versículos para el estudio adicional:
Salmo 27:1
Salmo 56:3
Isaías 26:3
Romanos 8:15
2 Timoteo 1:7

Sin embargo, de repente su pie se resbaló. Giró sobre sí misma, se golpeó el codo con una roca de la pared, y terminó colgando en el aire. Todo lo que oí fue su grito espeluznante. En realidad, fue más bien una serie de gritos. Creo que nunca la había visto tan aterrorizada.

Tratamos de calmarla, pero no dio mucho resultado. No escuchaba nada de lo que le decíamos. Entre sollozos, gritó: «¡Estoy muy asustada! ¡No puedo lograrlo! ¡Me duele el codo! ¡No sé qué hacer!». Se sentía paralizada por el temor y estaba determinada a quedarse allí hasta que su padre acudiera en su rescate.

Resultó muy frustrante para mí ver a mi hija resistirse, en especial cuando no debía hacerlo. Traté de mostrarme paciente y amable, pero después de varios intentos infructuosos de convencerla de que se calmara, comencé a enojarme. ¿Por qué no nos permitía ayudarla? ¿No confiaba en nosotros? ¿No era capaz de ver que no íbamos a dejarla caer?

Finalmente, mi esposo llegó hasta ella. Al principio Isabelle ni siquiera aceptó su ayuda y no quería moverse en dirección a él. ¡Niñita obstinada! Al final, tomó la mano de su padre y descendió a tierra con lentitud, aunque se mantuvo llorando todo el camino.

Trabajo en el mundo de Wall Street, un lugar difícil debido a todo el revuelo económico que nos ha asolado en los últimos años. Es difícil sentir paz cuando temo que mi sustento pueda desaparecer en cualquier momento. Oré que el Señor me guiara y cuidara en cada faceta de mi vida. Le entregué *todo*: mis problemas, mi empleo, mi dinero, mi familia, mi vida y mi salud. Esto ocurrió por el mismo tiempo en que mi iglesia nos desafió a llevar a cabo el Ayuno de Daniel. Me encanta comer, en especial las comidas que hacen mal, así que enseguida supe que esto era algo difícil para mí. Resultó todo un desafío. De veras que lo fue. Sin embargo, me sentí más cerca del Señor al cumplir el compromiso que había asumido. Descubrí un nuevo vigor y un mayor amor por Jesús, entregándole mi vida una vez más. —M. QUAN

Mientras regresábamos a casa, pensé en las veces que yo había actuado como Isabelle. Muchas veces me encuentro colgando en la montaña de mi vida, con los puños apretados por el temor y la ansiedad. Todo lo que puedo pensar es en los «y si...» de la situación: ¿Y si no puedo lograrlo? ¿Y si me equivoco? ¿Y si salgo lastimada? Clamo a Dios por su ayuda, pero cuando él llega junto a mí, me resisto. Aun así el Señor siempre es el Padre perfecto. No me castiga ni condena. Simplemente espera con paciencia hasta que yo organice mis pensamientos. Si me rehúso a someterme y continúo mostrándome rebelde, aun así él viene a rescatarme. Me lleva de regreso a su lado, incluso mientras pataleo y grito todo el camino.

Dios nos ama y quiere lo mejor para nosotros. Todo lo que tenemos que hacer es confiar en él. Nuestro Padre tiene un puño fuerte y nunca nos dejará caer.

Señor, no tengo que temer, ya que estás conmigo. Gracias por darme la fuerza cuando estoy débil. Tú eres mi Roca, y yo pongo en ti mi confianza.

¡Corre!

Corramos con perseverancia la carrera que tenemos por delante.
—Hebreos 12:1

Correr no es algo que pueda hacer con facilidad. Definitivamente no diría que soy una corredora, aunque competí en algunas carreras como parte de un equipo en la escuela secundaria. Tan pronto como sonaba el disparo de partida, corría lo más rápido que mis pequeñas piernas podían. En las carreras cortas mi velocidad andaba bastante bien. Sin embargo, cuando se trataba de distancias más largas, no podía mantener ese ritmo explosivo y a menudo se esfumaba antes de cruzar la línea de llegada. No estaba al tanto de las habilidades o técnicas necesarias a la hora de correr, de modo que no sabía que debía regular mi paso. Simplemente daba el cien por ciento de mí cada vez.

Hacer el Ayuno de Daniel es como correr una carrera de larga distancia. El primer día saliste de la línea de partida lleno de energía y determinación. Ahora es el día catorce. ¿Cómo marcha tu carrera? ¿Estás dando grandes zancadas o perdiendo fuerzas?

Si te sientes fuerte, sigue a ese ritmo. No obstante, si te preguntas por qué rayos te inscribiste para participar en este ayuno, no te detengas. ¡Ahora no es el momento de abandonar, sino de recargar el tanque, reenfocarte y cargar las baterías!

El Señor te ha llamado a este ayuno y él te sostendrá. Haz todo lo posible para pasar más tiempo con él en oración. Adapta tus compromisos y actividades de modo que puedas lograrlo, y no pongas excusas o te distraigas. Esta carrera es mucho más importante que ninguna otra. Luego, en una semana, cruzarás la línea de llegada y podrás decir: «He peleado la buena batalla, he terminado la carrera, me he mantenido en la

Versículos para el estudio adicional:
2 Corintios 12:9
Hebreos 12:1
2 Timoteo 4:7

Al principio del año sentí fuertemente que Dios nos estaba llamando a realizar el Ayuno de Daniel. Mi esposa ya lo había llevado a cabo un año antes, pero yo decidí no participar porque me parecía algo imposible de cumplir. Sin embargo, esta vez era diferente. Estaba confiado en que Dios iba a darme su gracia a fin de realizar el ayuno. Los primeros dos días tuve dolores de cabeza debido a la falta de cafeína. Para el día tercero, los dolores cesaron y experimenté una tremenda energía y concentración. Pasaron las tres semanas y lo habíamos logrado. No puedo decir que cambié de forma milagrosa, pero sí puedo asegurar que me sentí un millón de kilómetros más cerca de Dios, mi esposa y mi propósito en la vida. Fue la experiencia de ayuno más productiva que he tenido. —W. Axtell

fe» (2 Timoteo 4:7). *Esa* es la clase de actitud para correr que le agrada al Señor. Es la clase de actitud que vence.

Señor Dios, seguiré orando, leyendo tu Palabra, obedeciendo las normas de las comidas y confiando en ti cada día de este ayuno. Gracias por ayudarme a perseverar, aun cuando las cosas se tornen difíciles. Tu fortaleza me sostendrá a fin de que termine la carrera manteniéndome fuerte.

¡Dos semanas terminadas, queda una!

Al finalizar tu segunda semana, mantente motivado y fuerte. No «cuelgues los guantes» antes de terminar el ayuno. Es cierto, has logrado avanzar a través de dos semanas, lo cual es grandioso, pero todavía tienes una por delante. Sigue confiando en el Señor y buscando las fuerzas que necesitas para cumplir tu compromiso. ¡Él todavía tiene una obra que hacer en ti!

Sigue a la nube

Cuando el SEÑOR así lo indicaba, los israelitas acampaban o se ponían en marcha. Así obedecían el mandamiento del SEÑOR, según lo que el SEÑOR les había dicho por medio de Moisés.
—Números 9:23

Versículos para el estudio adicional:
Números 9:15-23
Deuteronomio 13:4
Salmo 38:15
Salmo 130:5

Me encanta ir a acampar con mi familia, pero lo que no me gusta es preparar todas las cosas: las bolsas de dormir, los colchones inflables (ah sí, nos agrada la comodidad), la comida, la ropa y todo lo necesario para sobrevivir algunos días en una tienda de campaña. Para el momento en que todo estuvo listo y guardado en el auto, los músculos de mi cuello se sentían tan tiesos que me llevó varias millas poder relajarme. Aunque una vez que estamos en contacto con la naturaleza podemos apreciar que todo el estrés de ir de campamento vale la pena, si por mí fuera evitaría la parte de empacar.

¡Los israelitas sí que conocían los desafíos de acampar! Su expedición de cuarenta años en el desierto no se debía ciertamente a que estuvieran tomando vacaciones. Como nómadas, no tenían un hogar permanente y vivían en tiendas en el desierto.

Además de sus pertenencias personales ellos cargaban el tabernáculo, que era el lugar portátil donde moraba la presencia de Dios. Durante ese tiempo el Señor les dio una señal —una nube— para asegurarles que iba con ellos. Cuando la nube se levantaba de encima del tabernáculo, la gente sabía que era tiempo de avanzar. Sin embargo, cuando la nube permanecía quieta, ellos acampaban y se quedaban en ese sitio hasta que volviera a levantarse. A veces la nube reposaba sobre el tabernáculo desde la noche hasta la mañana siguiente. Otras veces permanecía allí durante un mes o más. Los israelitas no sabían cuándo se irían o adónde. No tenían el control en lo absoluto, ni voz o voto con relación al tema. Ellos vivían día a día en completa dependencia de la guía del Señor. Y aun así, a pesar de la incertidumbre y los inconvenientes de su estilo de vida, obedecían.

¿Dónde te encuentras en tu viaje con el Señor? ¿Estás acampando, aguardando sus instrucciones? ¿Estás en marcha, siguiendo la dirección en la que él te está guiando? Dondequiera que te halles, debes saber que el Señor está contigo. Escucha su voz. Si Dios dice que esperes, ten calma y aguarda. Si te indica que avances, empieza a empacar. Haz lo mismo que los israelitas. Sigue la guía de Dios, sin importar adónde te lleve.

Me senté aturdida esa tarde de febrero después de escucharle decir al director: «El comité escolar quizás no renueve tu contrato el año próximo». No podía creerlo. Hacía tan solo tres años Dios me había llevado a la escuela donde ahora enseño y no me había dado ninguna indicación clara de que mi tiempo allí terminaría.

Así que resolví buscar al Señor realizando un Ayuno de Daniel a fin de obtener dirección para mi profesión. Dios llamó mi atención sobre el Salmo 37:7 al comienzo del ayuno: «Guarda silencio ante el Señor, y espera en él con paciencia». Quisiera poder decir que el comité votó a mi favor, pero no lo hizo. Confío en que esa situación es parte del plan mayor que Dios tiene de hacer que todas las cosas obren para bien. Lo mejor que Dios me dio durante este Ayuno de Daniel fue una paz sobrenatural. Una paz que continúa fluyendo aun cuando él me indica esperar. A veces esto es algo difícil de hacer, pero estoy esperando con un sentido de asombro y expectativa por lo que me aguarda más adelante. ¡Estoy muy agradecida de servir a un Dios que me asegura que lo mejor está por venir! —D. Peachey

Querido Dios, sé que tienes un plan para mi vida. Tienes un trabajo para que yo lo haga y lugares a los que deseas que vaya. Al pasar tiempo en oración y sumergido en tu Palabra, háblale a mi corazón. Muéstrame si ahora es el tiempo de avanzar o esperar en ti.

¡Deja de ser terco!

No sean tercos [...] Sométanse al SEÑOR.
—2 Crónicas 30:8

Versículos para el estudio adicional:
Oseas 4:16
Salmo 25:9
Salmo 81:10-14
Santiago 4:10

Cuando nuestras hijas estaban un día alistándose para ir a la escuela, escuché que Isabelle, la de seis años, decía algo frustrada: «¡Esta mochila es tan *terca*!». Jocelyn, la de cuatro, se mostró confundida y le preguntó: «¿Qué significa *terca*?». Yo me moría de ganas de saber lo que Isabelle, que era un poco terca ella misma, pensaba acerca de esta palabra. Luego de unos segundos, replicó: «Ser terco es querer hacer las cosas a tu manera». Me quedé muy sorprendida con su respuesta y por el hecho de que demostrara tanta comprensión a su corta edad.

Aunque la gente a veces hace bromas acerca de ser cabeza dura, la obstinación no es un rasgo del cual enorgullecerse. Muchos versículos en las Escrituras nos advierten sobre el peligro de ser arrogante o de dura cerviz. La Biblia pone en claro que no querer escuchar a Dios y seguir nuestras propias inclinaciones tiene serias consecuencias: «Pero ellos no me obedecieron ni me prestaron atención, sino que siguieron los consejos de su terco y malvado corazón. Fue así como, en vez de avanzar, retrocedieron» (Jeremías 7:24). ¡Ser tercos no solo atenta contra nuestro crecimiento espiritual, sino que hace avanzar nuestras vidas en la dirección contraria!

El primer paso para suavizar un corazón terco y arrogante es someterse —renunciar a nuestro deseo de tener el control— y decirle al Señor: «Yo quiero lo que tú quieras». Eso requiere lanzar el orgullo por la ventana y humillarnos.

Al ayunar y negarme a mí mismo, descubrí que Dios abría mis ojos a fin de percibir algunas áreas de mi vida que había estado evitando. Cuando me mantuve en quietud y escuché lo que Dios tenía que decirme, me mostró la obra que debía hacer. También aprendí a privarme de ciertas cosas y coseché recompensas que nunca habría imaginado. ¿Que si haría el ayuno de nuevo? ¡Claro que sí, sin dudas! —A. STILLINGS

Padre, hay momentos en los que mi necesidad de controlar las cosas me hace ser orgulloso, arrogante y terco. Ayúdame a aprender a someterme en vez de insistir en hacer las cosas a mi manera. Deseo seguirte porque eres mi Buen Pastor y sé que estoy seguro permaneciendo bajo tu cuidado.

Arriba, no debajo

Concentren su atención en las cosas de arriba, no en las de la tierra.
—Colosenses 3:2

La otra noche, cuando fui a arropar a mi niña en la cama, noté que su Biblia estaba sobre el edredón, cerca de sus pies. Cuando le pregunté por qué la había puesto allí, me dijo que necesitaba tenerla cerca para leerla enseguida que se levantara por la mañana.

Versículos para el estudio adicional:
Mateo 18:1-4
Filipenses 4:8

¡No es de extrañarnos que el Señor diga que precisamos tener la fe de un niño pequeño a fin de entrar al reino de los cielos! Quiero ser como mi hija, sentirme tan emocionada de estar con el Señor que no pueda esperar para pasar un tiempo con él enseguida que me levante. No obstante, muy a menudo mi mente se enmaraña con todas las cosas que debo hacer durante el día. Y en vez de descansar en el Señor, me estreso. Incluso antes de traspasar la puerta de mi habitación ya estoy abrumada. Aunque lea la Biblia y ore, soy incapaz de entender lo que Dios quiere mostrarme porque estoy distraída.

Sin embargo, en esas mañanas en las que mis ojos están puestos en el Señor, me siento llena de paz. Mis primeros pensamientos al despertarme tienen que ver con él y no puedo esperar para sentarme a sus pies. Cuando abro la Palabra y leo sobre el amor de Dios por mí, mi corazón se regocija. Olvido mis preocupaciones cuando paso un tiempo en la presencia del Señor.

En 1 Corintios 2:16 se nos indica que tenemos la mente de Cristo, lo que significa que el Espíritu Santo nos da un entendimiento espiritual y la habilidad de obedecer los mandamientos de Dios. Enfocamos nuestra atención en las cosas de arriba —las cosas espirituales y eternas— al pasar un tiempo meditando en la verdad. Cada versículo que leemos o memorizamos obra a fin de transformar nuestros pensamientos para evitar que seamos consumidos por los asuntos terrenales y temporales.

¿Cuál es tu mentalidad hoy? Determínate a concentrar tu atención en las cosas de arriba, siendo constante en tu estudio de

Mi esposo y yo hemos estado llevando a cabo un Ayuno de Daniel cada enero durante los últimos años. Hace un tiempo atrás realizamos nuestro ayuno específicamente para discernir si Dios nos estaba impulsando a dejar nuestro empleo a fin de ocupar una posición como pastores. Para el final del ayuno, los dos sabíamos que era el momento de renunciar a nuestros empleos y confiar en que el Señor nos mostraría en qué dirección ir. Así que regresamos a Canadá y nos convertimos en los nuevos pastores de una iglesia en Ontario. Siempre recordaré cómo Dios usó el Ayuno de Daniel para proveernos la dirección que necesitábamos.
—C. Johnston

la Palabra de Dios. Si te sientes preocupado por las cosas de abajo, abre tu Biblia para dirigir tus pensamientos hacia arriba una vez más.

Señor Dios, concentraré mi atención en tu verdad y me rehusaré a dejar que la ansiedad invada mis pensamientos. Descansaré en tu perfecta paz hoy al recordar tus promesas para mí.

Desea el premio

Sigo avanzando hacia la meta para ganar el premio que Dios ofrece mediante su llamamiento celestial en Cristo Jesús.
—Filipenses 3:14

Versículos para el estudio adicional:
Salmo 40:8
Salmo 73:25
1 Corintios 9:24

Era temprano en la mañana, todavía estaba oscuro afuera y la lluvia caía con fuerza sobre mi parabrisas. Los camiones estaban varados a lo largo de la carretera como postes. Aunque el clima era horrible y frío, pude distinguir a la distancia las casacas color naranja de dos hombres que caminaban hacia el bosque. «¡Esos tipos están locos!», pensé. Solo una cosa podía llevarlos a querer cazar ciervos con esa clase de clima cuando habría sido mucho más sencillo quedarse en la cama. Estaban motivados por un deseo. Un vivo deseo.

Debo admitir que admiré su determinación. Esos cazadores tenían sus ojos puestos en el premio de llevarse a casa un ciervo, una recompensa que según consideraban valía la pena cada minuto de incomodidad que pudieran tener que soportar.

Mientras seguía conduciendo, pensé en lo que se precisa para buscar al Señor con esa clase de pasión. Se requiere perseverancia a través de las tormentas de la vida y mantener nuestro compromiso con el Señor. Esto podría significar levantarse temprano en la mañana para hacer el estudio bíblico, aun tal vez antes de que salga el sol. Podría implicar una enfermedad que te hace depender del Señor de una manera en que nunca antes lo habías hecho. Lo que sí sé es que ese afecto tan fuerte por el

Toda nuestra familia de cinco miembros —y entre ellos tres adolescentes— estuvo de acuerdo en llevar a cabo el Ayuno de Daniel juntos. Ayunamos y oramos por decisiones que nuestra iglesia estaba tomando y también por una casa nueva. Dios obró de forma milagrosa en cuanto a ambas peticiones. La inauguración de nuestro Campus Wilsons Creek fue todo un éxito, ya que más de dos mil cien personas asistieron a la ceremonia de apertura y Dios nos dio la misma casa por la que habíamos estado orando el año anterior. ¡La oración y el ayuno en realidad dan resultado! —PASTOR C. COOK

Señor comienza con un deseo de hacer lo que sea con tal de estar más cerca de él.

¿Estás buscando al Señor con esa clase de pasión? De no ser así, ¿por qué no lo haces? No dejes que la apatía y la pereza te ganen la batalla. No presiones el botón de pausa en la vida ni te refugies debajo de las frazadas. Tu tiempo sobre la tierra es breve, así que saca provecho de cada día que se te ha dado. Continúa avanzando, amigo. Desea a Jesús más que a nada o nadie. Él es tu premio. No hay recompensa mayor.

Señor Jesús, en verdad eres la razón de mi vivir. Te deseo más que a nada. Dame una pasión mayor por ti y tu Palabra. Anhelo conocerte más.

El aroma de Cristo

DÍA
19

Lleven una vida de amor, así como Cristo nos amó y se entregó por nosotros como ofrenda y sacrificio fragante para Dios.
—Efesios 5:2

Probablemente hayas oído el dicho que reza: «Eres lo que comes». Sin embargo, he aquí otro que puede resultarte nuevo: «Hueles como lo que comes».

Versículos para el estudio adicional:
Juan 13:34
2 Corintios 2:14-16

El ajo es uno de mis sazonadores favoritos, ya que le agrega un sabor único y distintivo a cualquier plato. Solo piensa en lo que sería el pesto sin ajo. Soso y desabrido. ¿Y la salsa para los espaguetis? No puedo imaginármela sin uno o dos dientes de ajo. El ajo no solo sabe bien, sino que además es un antibiótico natural y muy beneficioso para el cuerpo. Su consumo regular puede ser efectivo para reducir los niveles de colesterol, luchar contra el resfrío común y bajar el riesgo de ciertos tipos de cáncer. ¡Hasta puede usarse como repelente para los mosquitos!

Sin embargo, comer demasiado ajo puede causar leves molestias estomacales, tales como indigestión e hinchazón. Con todo, los peores efectos colaterales son aquellos que sufren los que te rodean: tu mal aliento y un apestoso olor corporal. Los compuestos sulfúricos del ajo contribuyen a su sabor agudo y su fuerte olor, los cuales permanecen en tu sistema y se quedan contigo durante días después de comerlo.

Como una nota positiva, cabe mencionar que hay ciertas comidas que contribuyen a disminuir los olores corporales, dejándonos con una fragan-

El enfoque 57

cia más placentera, como son el cardamomo, la canela, el clavo de olor, las nueces, las verduras frescas y los jugos frescos de frutas.

Como creyentes en Jesús llevamos con nosotros a cada lugar al que vamos una fragancia, y depende de nosotros que ese aroma sea placentero o repulsivo. Así como algunas comidas nos hacen oler de una cierta forma, también nuestros pensamientos causan lo mismo. Si nos alimentamos de mentiras, manifestaremos actitudes y comportamientos negativos, del mismo modo en que el ajo se cuela por nuestros poros cuando transpiramos. Otros sentirán náuseas debido a nuestra presencia y se alejaran. La gente que no conoce al Señor puede apartarse a causa de nuestro olor ofensivo, y a la larga terminar alejándose de Dios sin lograr nunca gustar de su salvación.

Para llevar una fragancia agradable debemos ingerir la verdad de la Palabra. A medida que la gente inhala las dulces esencias del amor de Dios en nosotros, es conducida hacia el Señor.

Cuando las personas te huelen, ¿perciben algo dulce o maloliente? Tú eres el aroma de Cristo para el mundo que te rodea. Comparte esta exquisita fragancia con alguien hoy mismo.

Señor Dios, mientras me alimento de tu Palabra cada día, lléname de tu amor para que mi vida sea un aroma atractivo que acerque a la gente más a ti.

Cuando comencé mi primer Ayuno de Daniel no sabía qué esperar, pero estaba emocionado de ver lo que Dios haría en mi vida. Mi oración principal durante el ayuno se relacionaba con mi matrimonio inminente. Mi novia y yo queríamos que nos guiara una sabiduría sobrenatural en todas las decisiones que debíamos tomar, las cuales incluían desde los detalles de la boda hasta algunos temas económicos. En vez de preocuparnos o ponernos ansiosos, buscamos la dirección del Señor mediante un Ayuno de Daniel. Mirando hacia atrás, ahora puedo ver cómo él preparó el camino para nosotros, creando una suave transición hacia nuestra vida juntos. ¡Le doy todo el crédito al Señor!
—J. HARDY

Contentamiento

Manténganse libres del amor al dinero, y conténtense con lo que tienen.
—Hebreos 13:5

Mi obsesión de mudarme, que duró dos semanas, comenzó después de leer un artículo acerca de cómo cada escritor serio debe tener un espacio de trabajo dedicado a eso. De repente mi computadora portátil sobre la mesa de la cocina me parecía poco profesional e inadecuada. Mientras más pensaba en ello, más me convencía de que *necesitaba* una oficina. Deambulé por el vecindario, busqué casas en línea, llamé y me entrevisté con un agente inmobiliario, e hice planes para poner nuestra casa en venta. Al principio resultó emocionante, pero no pasó mucho tiempo antes de sentirme agobiada.

Un día, cuando estaba aspirando la alfombra, me di cuenta de lo mucho que amaba el lugar donde vivía. Aunque hay momentos en que desearía tener más espacio, un sótano para que los niños pudieran jugar y correr, o una oficina desde la cual escribir, estoy agradecida por nuestra casa.

Como creyentes en Jesús, tenemos muchas razones para estar satisfechos por todo lo que Dios nos ha dado. ¡Después de todo, tenemos vida eterna! Sin embargo, luchamos con los sentimientos de descontento, en especial cuando somos bombardeados con ciertos mensajes que nos dicen que necesitamos algo mejor y más grande. De repente lo que tenemos no es suficiente. Aunque no hay nada malo en tener posesiones terrenales, no deberíamos poner nuestro corazón en la adquisición de riquezas. Cuando buscamos que las cosas traigan satisfacción y gozo a nuestras vidas, siempre salimos con las manos vacías.

Dios ha provisto todo lo que necesitas para la vida a través de tu conocimiento de él. Tu vida está completa en el Señor. Conténtate. No te falta nada si conoces a Jesús.

Versículos para el estudio adicional:
1 Timoteo 6:6-11, 17
Santiago 1:17

Durante mi Ayuno de Daniel me enfoqué en orar por mi economía. Dios me mostró que aunque estaba orando por mi situación, no estaba entregándole completamente mis cargas a él. El Señor sabía que todavía me sentía abrumado. Después de todo, él conoce lo que hay en nuestros corazones. No podemos esconderle nada. Dios me consoló a través de este versículo: «No tengan miedo [...] hoy mismo serán testigos de la salvación que el Señor realizará en favor de ustedes» (Éxodo 14:13). Alabo a Dios y le doy gracias por la seguridad de que él me rescatará. ¡Qué asombroso es el Dios al que servimos! —J. Stockton

Señor, todo lo que de veras necesito lo encuentro en ti. Gracias por las incontables maneras en que me has bendecido. Ayúdame a recordar que nada de este mundo trae un contentamiento perdurable. Tu amor es la única fuente de verdadera satisfacción y gozo.

Recuerda

Recuerden las maravillas que ha realizado, sus señales, y los decretos que ha emitido.
—Salmo 105:5

¡Felicitaciones! Has llegado al final de tu Ayuno de Daniel. Es mi oración que tu tiempo con el Señor en ayuno y oración haya superado todo lo que habías imaginado.

Al finalizar tu compromiso, resulta bueno mirar hacia atrás y recordar lo fiel que el Señor ha sido. Medita en todo lo que él ha hecho: las oraciones respondidas, la fortaleza que te ha dado, las veces en que te alentó con su Palabra y te sustentó con el poder de su Espíritu Santo. También te ha proporcionado un maravilloso testimonio. Tienes una historia única que contar sobre cómo Dios ha obrado en tu vida durante las últimas tres semanas.

Una manera en que puedes registrar las bendiciones de Dios es escribiéndolas en un diario. Anótalas mientras todavía están frescas en tu mente. Otra forma es contándole a alguien cómo Dios respondió una petición especial que hiciste durante el ayuno. Además, me encantaría escuchar el testimonio de tu ayuno para poder publicarlo en mi blog (www.ultimate-danielfast.com) a fin de animar a otros que están realizando el Ayuno de Daniel.

Versículos para el estudio adicional:
Salmo 9:1-2
Salmo 40:5
Salmo 111:2-4
Salmo 145

Mi oración es que continúes buscando al Señor con la misma frecuencia y fervor que has demostrado en tu ayuno. El Señor no quiere que tu deseo de estar con él se desvanezca solo porque el ayuno terminó. Ahora que has probado y visto que el Señor es bueno, ¿no anhelas conocer mucho más acerca de él? ¡Que el Señor derrame sus más ricas bendiciones en tu vida mientras continúas teniendo hambre y sed de su presencia!

Dios realizó un milagro increíble en nuestras vidas durante un Ayuno de Daniel: nos dio una bebé de Haití. Habíamos estado tratando de adoptar durante más o menos dos años, pero nada daba resultado y nos sentíamos muy desanimados. Un mes después de terminar el ayuno, una mujer de nuestra iglesia se acercó a nosotros y nos habló de alojar en nuestra casa a una joven haitiana que debía recibir cuidados médicos en nuestra área. Le habían diagnosticado anemia de células falciformes, una enfermedad incurable y devastadora. Estuvimos de acuerdo, aunque sabíamos que probablemente la adopción no sería posible.

 Para resumir la historia, cuando los doctores comenzaron el tratamiento, descubrieron que la joven no tenía la enfermedad y estaba completamente sana. ¡Dios la sanó! Aunque mi esposo y yo somos mayores del límite permitido para adoptar en Haití, el gobierno está haciendo una excepción y nos encontramos en medio del proceso de adopción. Se trata en realidad de un milagro en todo sentido. ¡Dios ha sido muy bueno con nosotros!

—J. SALAZAR

Señor Dios, te agradezco por la manera en que has bendecido mi vida durante este ayuno. ¡Has sido tan bueno conmigo! Lléname de tu poder y aviva la llama que has puesto en mi corazón. Que mi vida brille con fuerza para que otros sean atraídos a tu misericordia y amor. Grande es tu fidelidad, Dios. ¡Alabo tu santo nombre!

¡Lo lograste!

Tres semanas atrás te pusiste una meta —buscar al Señor por medio de un Ayuno de Daniel— y ahora estás cruzando la línea de llegada en victoria. Dios ha escuchado cada oración y ha visto cada lucha durante el camino, agradándose por la forma en que corriste la carrera. Oro que tu tiempo sumergido en la Palabra haya incrementado tu conocimiento de la verdad, profundizando tu amor por el Señor y transformándote en una persona diferente a la que eras hace veintiún días. ¡Alabado sea el Señor por todo lo que hizo!

los

ALIMENTOS

No comí manjar delicado, ni entró en mi boca carne ni vino,
ni me ungí con ungüento, hasta que se cumplieron las tres semanas.
—Daniel 10:3, RVR 1960

Qué alimentos comer

- *Frutas*: frescas, congeladas, secas, en jugo, enlatadas.
- *Verduras*: frescas, congeladas, secas, en jugo, enlatadas.
- *Cereales integrales*: amaranto, cebada, arroz integral, avena, quinua, mijo, harinas integrales.
- *Frutos secos y semillas*: almendras, anacardos, macadamias, maníes o cacahuates, pacanas, piñones, nueces, semillas de calabaza, semillas de sésamo, semillas de girasol, mantequillas de frutos secos.
- *Panes sin levadura*: panes de harina integral sin levadura, azúcar o conservantes.
- *Legumbres (enlatadas o secas)*: frijoles negros, frijoles carita o porotos de ojo negro, alubias o judías, garbanzos, frijoles colorados, lentejas, frijoles pintos, alverjas partidas.
- *Aceites de calidad:* aceite de canola, coco, linaza, uva, oliva, maní, sésamo.
- *Bebidas*: agua destilada, agua filtrada, agua de manantial.
- *Otros*: hierbas, especias, sal, pimienta, condimentos, productos de soja, tofu.

Qué alimentos evitar

- *Carnes*: res, búfalo, pescado, cerdo, cordero, aves.
- *Lácteos*: mantequilla, queso, crema, huevos, leche.
- *Edulcorantes*: néctar de agave o aguamiel, edulcorantes artificiales, jugo de caña, melaza, azúcar sin refinar, azúcar granulada, almíbar, stevia.
- *Panes levados y levaduras*: cualquier tipo de pan con levadura, horneados, pan de Ezequiel (contiene levadura y miel).
- *Productos refinados y procesados*: saborizantes artificiales, químicos, aditivos, conservantes, harina blanca, arroz blanco.
- *Fritos*: nachos, papas fritas.
- *Grasas sólidas*: grasa de cerdo o res, margarina, mantequilla.
- *Bebidas*: alcohol, cafeína, bebidas carbonatadas, café, bebidas energizantes, té verde, té de hierbas, té.

Crea tu propio plan de comidas para el Ayuno de Daniel

Esta sección del libro contiene más de cien recetas y te brinda al menos una o dos variantes de cada una, de modo que estés equipado con suficientes posibilidades de comidas deliciosas para tu Ayuno de Daniel. Sin embargo, como probablemente tengas tanto tiempo libre para planificar tus comidas como yo, he provisto un plan de comidas sugerido básico para que comiences tu Ayuno de Daniel (ver pp. 66-69). Este plan consiste en tres menús semanales, cada uno de ellos dividido en las cuatro categorías siguientes:

1. Desayuno
2. Aperitivos y refrigerios
3. Verduras
4. Ensaladas, sopas y platos principales

Cada categoría contiene un gran número de recetas de las cuales puedes elegir. Por ejemplo, usando la provisión de recetas del plan sugerido para la semana 1 (p. 66), puedes decidir que tu plan de desayunos para la primera semana será algo así:

LUNES: Cereal con frutas
MARTES: Cereal con frutas
MIÉRCOLES: Licuado de fresas y banana
JUEVES: Galletas de avena
VIERNES: Galletas de avena
SÁBADO: Cereal con frutas

¡O tu plan puede ser completamente diferente! Eso es lo mejor acerca de esta idea: eres libre para unir y combinar recetas según tu gusto. También te brinda una mayor libertad en la planificación de tus comidas en vez de agobiarte con un menú detallado para cada día que resulta imposible de seguir. Las recetas sugeridas en cada categoría son solo eso: sugerencias. Siempre puedes sustituirlas por otro plato que te gustaría probar. ¡Hay muchas recetas sabrosas en el libro, así que manos a la obra! Ve al índice de recetas (p. 237) en busca de ideas y dale un vistazo a mi blog (www.ultimatedanielfast.com) para ver algunas fotos de cada plato que te harán agua la boca.

Si decides trabajar a partir del plan de comidas sugeridas, dirígete a la sección «Herramienta para la planificación de comidas del Ayuno de Daniel» en el apéndice 3 (p. 220) y obtendrás más ayuda para crear tu plan de comidas y hacer tu lista de compras.

Plan de comidas sugerido para la semana 1

Para un vistazo rápido de los ingredientes de todas las recetas de este plan sugerido de comidas, ve a las páginas 221-225.

Desayuno

Galletas de avena (p. 78)

Cereal con frutas (p. 77)

Licuado de fresas y banana (p.79)

Aperitivos y refrigerios

Cuadrados de polenta gratinados (p. 93)

Almendras tostadas con canela (p. 86)

Dulce de dátiles (p. 94)

Hummus (p. 99)

Cóctel de frutos secos (p. 87)

Verduras

Brócoli a la italiana (p. 151)

Alverjas saltadas con ajo y puerros (p. 147)

Espárragos asados al estragón (p. 158)

Ensaladas, sopas y platos principales

Mega ensalada griega (p. 120)

Ensalada de higos, pera y nueces (p. 112)

Sopa cremosa de papas (p. 131)

Sopa toscana (p. 143)

Pizza de antipasto (p. 193)

Frijoles negros al horno con chile (p. 187)

Rollitos a la romana (p. 198)

Consejitos para la preparación

- **Galletas de avena:** Prepáralas, pero no las hornees hasta dos días antes de comenzar el ayuno. Guárdalas en el refrigerador. Hornéalas destapadas en el horno cuando estés listo para comerlas.

- **Almendras tostadas con canela:** Usa 1 taza en la receta del Cóctel de frutos secos.

- **Dulce de dátiles:** Prepáralo el día antes de comenzar tu ayuno o durante el primer día.

- **Hummus:** Elabóralo y guárdalo en el refrigerador, o prepara una porción doble y coloca la mitad en el congelador para usarla más adelante en tu ayuno. Utilízalo para preparar Rollitos a la romana.

- **Mega ensalada griega:** Guarda ensalada para luego mezclarla en la cena o el almuerzo con algunos vegetales cortados previamente, de modo que estén listos.

- **Pizza de antipasto:** Cocina el arroz la noche anterior o más temprano ese día.

- **Frijoles negros al horno con chile:** Cocina el arroz mientras estás preparando el desayuno o el almuerzo para acelerar la preparación de la cena.

Semana 1 – Combinaciones que puedes probar

Galletas de avena **con** Dulce de dátiles

Sopa cremosa de papa **con** Espárragos asados al estragón

Sopa toscana **con** Ensalada de higos, pera y nueces

Frijoles negros al horno con chile **y** Cuadrados de polenta gratinados

Rollitos a la romana **con** Sopa toscana

Plan de comidas sugerido para la semana 2

Para un vistazo rápido de los ingredientes de todas las recetas de este plan sugerido de comidas, ve a las páginas 226-230.

Desayuno

Barras de higos y coco (p. 76)

Batido de galletas de canela (Snickerdoodle) (p. 75)

Ensalada de frutas tropicales (p. 77)

Aperitivos y refrigerios

Bocados de mantequilla de almendras (p. 86)

Granola «dame más» (p. 97)

Salsa (p. 106)

Crema de espinacas y alcachofas (p. 89)

Nachos (p. 101)

Verduras

Papas españolas asadas (p. 163)

Salsa de tomate clásica (p. 165)

Calabacín marinado (p. 152)

Brócoli y coliflor a la sartén (p. 152)

Ensaladas, sopas y platos principales

Ensalada de calabaza y brócoli (p. 109)

Ensalada de espinacas (p. 110)

Sopa de arroz, frijoles y batata (p. 132)

Sopa de tacos (p. 138)

Hamburguesas de frijoles negros y chile chipotle (p. 190)

Pizza sin levadura con «queso» de macadamias (p. 197)

«Albóndigas» de lentejas y espinacas (p. 172)

Consejitos para la preparación

- **Ensalada de frutas tropicales:** También se puede usar para un refrigerio rápido.
- **Nachos:** Mezcla la masa en la mañana y guárdala en el refrigerador cubierta con un plástico hasta que esté lista para cocinarse en la cena.
- **Salsa de tomate clásica:** Úsala con las recetas de *Brócoli y coliflor a la sartén*, *Pizza sin levadura con «queso» de macadamias* y *«Albóndigas» de lentejas y espinacas*.
- **Sopa de arroz, frijoles y batata:** Cocina el arroz con antelación y resérvalo en el refrigerador.

- **Pizza sin levadura con «queso» de macadamias:** Combina los ingredientes para formar la masa y guárdalos en el refrigerador, cubiertos con un plástico hasta veinticuatro horas antes de armar la pizza. Prepara la *Crema de espinacas y alcachofas* y la *Salsa de tomate clásica* la noche antes del día en que planeas comer la pizza.
- **«Albóndigas» de lentejas y espinacas:** Cocina las lentejas con anticipación.

Semana 2 – Combinaciones que puedes probar

Ensalada de frutas tropicales **con** Granola «dame más»

Nachos **con** Salsa **o** Crema de espinacas y alcachofas

Hamburguesas de frijoles negros y chile chipotle **con** Papas españolas asadas

«Albóndigas» de lentejas y espinacas **con** Salsa de tomate clásica

Plan de comidas sugerido para la semana 3

Para un vistazo rápido de los ingredientes de todas las recetas de este plan sugerido de comidas, ve a las páginas 231-236.

Desayuno

Manzanas asadas con canela (p. 8)

Avena otoñal (p. 73)

Pizza de frutas (p. 82)

Aperitivos y refrigerios

Panecillos de maíz (p. 103)

Crema verde de frijoles (p. 92)

Galletitas de avena y pasas (p. 95)

Pesto (p. 104)

Pastelillos de pacanas (p. 104)

Verduras

Zanahorias tiernas con jengibre y ajo (p. 169)

Cazuela de puré de papas y maíz (p. 154)

Habichuelas con nueces tostadas (p. 159)

Espaguetis de alcayota al pesto (p. 157)

Ensaladas, sopas y platos principales

Ensalada mediterránea de frijoles negros (p. 119)

Ensalada de frutas atardeceres de Ozarks (p. 111)

Chile jamaiquino (p. 128)

Sopa de vegetales y frijoles (p. 140)

Arroz salvaje caribeño (p. 178)

Pimientos rellenos al estilo griego (p. 192)

Cazuela de espinacas y calabacín (p. 183)

Consejitos para la preparación

- **Espaguetis de alcayota al pesto:** Elabora el pesto el día anterior.
- **Manzanas asadas con canela:** Utilízalas para preparar la *Avena otoñal*.
- **Pizza de frutas:** Prepara la masa y guárdala en el refrigerador, cubriéndola con un plástico hasta que sea el momento de armar la pizza.
- **Panecillos de maíz:** Prepara la masa y enfríala cubierta con un plástico de modo que esté lista para hornear.
- **Pesto:** Utilízalo para el *Espaguetis de alcayota al pesto*. Prepara el pesto un día antes de modo que los sabores se fundan.

- **Arroz salvaje caribeño:** Corta las verduras por la mañana y refrigéralas en un recipiente hermético hasta que cocines la cena.
- **Cazuela de espinacas y calabacín:** Prepárala la noche anterior o por la mañana y guárdala en el refrigerador. No la cocines hasta que sea el momento de comerla.

Semana 3 – Combinaciones que puedes probar

Avena otoñal **y** Manzanas asadas con canela

Ensalada mediterránea de frijoles negros **con** Cazuela de puré de papas y maíz

Chile jamaiquino **con** Panecillos de maíz

Sopa de vegetales y frijoles **con** Ensalada de frutas atardeceres de Ozarks

Cazuela de espinacas y calabacín **y** Habichuelas con nueces tostadas

Desayunos

Avena con banana e higos y mantequilla de almendras

RINDE: 2 porciones
TAMAÑO DE LA
PORCIÓN: alrededor
de ¾ de taza

⅔ de taza de avena arrollada tradicional
1 cucharada de mantequilla de almendras
1 cucharada de linaza
1 banana pelada y cortada en rodajas (más o menos 1 taza)
¼ de taza de higos secos cortados
1 cucharada de nueces finamente picadas
¼ de cucharadita de canela

Cocina la avena en la estufa conforme a las indicaciones del paquete. Mézclala con la mantequilla de almendras y la linaza hasta que estén bien unidas. Agrega las rodajas de banana, los higos, las nueces y la canela.

Notas

- Agrégale una cucharada de *Dulce de dátiles* a cada porción.
- Utiliza uvas pasas en vez de higos secos.
- Sustituye la avena arrollada por media taza de avena cortada a máquina (conocida como avena irlandesa). La avena cortada consiste de granos integrales (la parte interna del grano de avena) que han sido cortados solo en dos o tres partes con una cuchilla en vez de aplanados con un rodillo. Son de color dorado y se asemejan a pequeños fragmentos de arroz. Esta forma de avena lleva más tiempo de cocinar que la arrollada (usualmente de quince a treinta minutos de hervor a fuego lento). La avena cortada a máquina una vez cocida es más espesa que la común, con un dejo de sabor a nuez.

La linaza es un polvo hecho con semillas de lino trituradas. Tiene un alto contenido en fibras y resulta una buena fuente de ácidos grasos Omega 3. Se puede conseguir en las tiendas naturistas o en algunos almacenes comunes. En vez de comprar las semillas ya molidas, puedes molerlas en casa usando un molinillo de pimienta o café.

Avena otoñal

½ de ración de la receta de *Manzanas asadas con canela* (p. 81)
2/3 de taza de avena arrollada tradicional
4 dátiles Medjool, descarozados y picados (más o menos ¼ de taza)
2 cucharadas de pacanas picadas
¼ de taza de jugo de manzana (de la receta de *Manzanas asadas con canela*)

RINDE: 2 porciones
TAMAÑO DE LA
PORCIÓN: alrededor
de 1 taza

Prepara las *Manzanas asadas con canela* como dice la receta. Cuando las manzanas estén listas, cocina la avena en la estufa según las instrucciones del paquete. Para servir, coloca media taza de avena en dos recipientes. Recubre con manzanas, dátiles y pacanas. Vierte dos cucharadas de jugo de manzana sobre cada porción y sírvelas de inmediato.

Notas

- Utiliza higos o uvas pasas en vez de dátiles.
- Reemplaza las manzanas por peras.
- Como necesitas solo la mitad de la receta de las *Manzanas asadas con canela,* puedes conservar la otra mitad en un recipiente hermético en el refrigerador y usarla al día siguiente.
- Sustituye la avena arrollada por media taza de avena cortada a máquina (conocida como avena irlandesa). La avena cortada consiste de granos integrales (la parte interna del grano de avena) que han sido cortados solo en dos o tres partes con una cuchilla en vez de aplanados con un rodillo. Son de color dorado y se asemejan a pequeños fragmentos de arroz. Esta forma de avena lleva más tiempo de cocinar que la arrollada (usualmente de quince a treinta minutos de hervor a fuego lento). La avena cortada a máquina una vez cocida es más espesa que la común, con un dejo de sabor a nuez.

Para que las pacanas se mantengan frescas y sabrosas debes almacenarlas adecuadamente. Como tienen un alto contenido oleaginoso es más probable que se pongan rancias más rápido que otros tipos de nueces si están expuestas a altas temperaturas. Los recipientes herméticos, como los frascos con tapas bien ajustadas, son lo mejor para almacenarlas en el refrigerador. Las bolsas plásticas selladas son muy buenas para el congelador.

Barras de albaricoques y nueces

RINDE: 12 porciones
TAMAÑO DE LA
PORCIÓN: 1 barra

1½ tazas de avena arrollada tradicional

2 cucharadas de linaza

½ taza de jugo de manzana sin endulzar

1 cucharada de aceite de oliva extra virgen

¼ de taza de mantequilla de almendras

¼ de taza de *Dulce de dátiles* (p. 94)

½ taza de albaricoques secos en cubos (no sulfurados)

¼ de taza de macadamias cortadas

2 cucharadas de semillas de girasol sin tostar

Precalienta el horno a temperatura moderada (180 ºC). Tuesta la avena en una sartén grande a fuego medio durante cinco a siete minutos o hasta que esté dorada, revolviéndola con frecuencia. Viértela en un recipiente grande y agrega la linaza, el jugo de manzana, el aceite de oliva, la mantequilla de almendras y el *Dulce de dátiles*. Mezcla bien hasta fundir. Agrega en forma de lluvia los albaricoques, las nueces y las semillas de girasol.

Coloca la mezcla en un molde de veinte por veinte centímetros previamente untado con aceite de oliva. Hornea entre quince y veinte minutos. Déjalo enfriar en el molde por cinco minutos y luego corta barras de cinco por siete centímetros y sírvelas.

Notas

- Guárdalo en un recipiente hermético por tres o cuatro días.
- Sustituye los albaricoques por tu fruta seca favorita. No obstante, asegúrate de que la fruta no tenga azúcar o conservantes agregados.

A los alimentos secos a menudo se le agregan compuestos que contienen sulfitos como conservantes para ayudar a prevenir la oxidación y la decoloración. En vez del naranja brillante de los albaricoques secos tratados con sulfitos, los que no poseen sulfitos son marrones y mucho más saludables.

Batido de galletas de canela (Snickerdoodle)

170 gramos de tofu suave (requesón de soja)
½ taza de leche de almendras o arroz sin endulzar
¼ de taza de *Dulce de dátiles* (p. 94)
2 bananas congeladas, peladas, cortadas en rodajas (alrededor de dos tazas)
1 cucharadita de canela
⅛ de cucharadita de nuez moscada

RINDE: 2 porciones
TAMAÑO DE LA
PORCIÓN: alrededor
de 1½ tazas

Coloca el tofu, la leche de almendras, el *Dulce de dátiles*, las rodajas de banana, la canela y la nuez moscada en una batidora. Bate hasta que esté espumoso.

Notas

- Quítales la cáscara a las bananas antes de ponerlas en el congelador. Colócalas en una bolsa plástica con cierre hasta que estén completamente congeladas.

- En vez de usar *Dulce de dátiles*, sumerge tres o cuatro dátiles Medjool en agua tibia a la temperatura ambiente por una hora antes de agregarlos a la licuadora.

- Agrega linaza para una porción extra de fibra.

- También puedes emplear el tofu regular en esta receta. Sin embargo, tendrás que agregarle más leche de almendras si la consistencia queda muy espesa.

En vez de beber tu batido, haz helados con él. Vierte el batido en moldes de helado y colócalo en el congelador durante toda la noche. ¡Al día siguiente podrás darte un cremoso y refrescante gusto con esta sabrosa receta!

Barras de higos y coco

RINDE: 12 porciones
TAMAÑO DE LA
PORCIÓN: 1 barra

½ taza de harina de coco
½ taza de avena arrollada tradicional
1 taza de puré de manzanas sin endulzar
¼ de taza de *Dulce de dátiles* (p. 94)
1 taza de higos secos cortados
2 cucharadas de pacanas picadas
1 cucharada de linaza (opcional)
1 cucharada de coco en tiritas o rallado sin endulzar
½ cucharadita de canela

Precalienta el horno a temperatura moderada (180 °C). En un recipiente grande, mezcla la harina de coco, la avena, el puré de manzanas y el *Dulce de dátiles* hasta que se fundan bien. Agrega los higos, las nueces, la linaza (opcional), el coco y la canela.

Engrasa levemente un molde de veinte por veinte centímetros con aceite de oliva y coloca la mezcla en él haciendo presión. Hornea durante quince minutos o hasta que la parte superior esté dorada. Deja enfriar por diez minutos a temperatura ambiente y sirve.

Notas

- Remplaza la harina de coco por harina de almendra, harina de avena o harina integral de trigo. En ese caso aumenta el coco en tiritas a un cuarto de taza para mantener el sabor a coco.
- Agrega media cucharada de mantequilla de almendras o *Dulce de dátiles* sobre cada porción.
- En vez de comprar la linaza, también puedes moler las semillas por tu cuenta usando un molinillo de pimienta o café.

La harina de coco está hecha de la pulpa del coco fresco que ha sido finamente molida hasta transformarla en un polvo del que la mayor parte de la humedad y la grasa han sido eliminadas. Esta es una alternativa deliciosa y sana para la harina de trigo y otros cereales. La harina de coco es muy rica en fibras, una buena fuente de proteínas y está libre de gluten. Puedes hallarla en muchos buenos comercios de comidas naturistas o comprarla en línea.

Cereal con frutas

1 banana pelada y cortada en rodajas (alrededor de una taza)
⅓ de taza de arándanos frescos
1 cucharada de almendras picadas
1 cucharada de nueces picadas
1 cucharadita de coco rallado sin endulzar
½ taza de leche de almendras o arroz sin endulzar

RINDE: 1 porción
TAMAÑO DE LA
PORCIÓN: alrededor
de 1⅓ tazas

Coloca las rodajas de banana en un recipiente y cúbrelas con los arándanos, las almendras, las nueces y el coco rallado. Agrega la leche de almendras.

Notas

• Añade media cucharada de semillas de girasol.

• Sustituye las almendras o las nueces comunes por pacanas picadas.

• Saboréalo como un aperitivo de nueces y frutas sin la leche de almendras.

• Otras ideas de frutas que puedes agregar son: manzanas, moras, kiwi, duraznos, peras o fresas.

> Los arándanos pueden ser pequeños, pero tienen un alto perfil nutritivo. A menudo se les considera un «superalimento» por su alto nivel de antioxidantes, que permite combatir muchas enfermedades.

Ensalada de frutas tropicales

2 tazas de fresas cortadas en rodajas finas
3 kiwis, pelados y cortados en cuatro
1½ tazas de naranjas cortadas en trocitos de dos centímetros
1 taza de uvas rojas sin semillas cortadas al medio
1 taza de piña fresca cortada en cubos

RINDE: 6 porciones
TAMAÑO DE LA
PORCIÓN: alrededor
de 1 taza

Mezcla las frutas en un recipiente grande y enfría hasta la hora de servir.

Notas

- Usa mandarinas en vez de naranjas.
- Cubre con almendras picadas, macadamias, pacanas y/o nueces comunes.
- Espolvoréale coco rallado o en tiritas levemente tostado.
- Otras frutas que puedes elegir son: manzanas, bananas, arándanos, duraznos y/o mangos. Sin embargo, si eliges bananas o manzanas, agrega un chorrito de jugo de limón para impedir que se pongan negras.

El kiwi le agrega un toque tropical a esta ensalada colorida. Es una fruta pequeña, por lo general de seis o siete centímetros de largo, con una cáscara color marrón y velluda. Por dentro, el kiwi es de un verde vivo con una pulpa blanca en el centro, rodeada de semillas negras comestibles. Tiene un sabor dulce, similar a la mezcla de banana, piña y fresa. El mayor beneficio nutricional que aporta el kiwi radica en su alto contenido de vitamina C.

Galletas de avena

RINDE: 6 porciones
TAMAÑO DE
LA PORCIÓN: 2
cuadrados

1½ tazas de avena arrollada tradicional
1½ tazas de leche de almendra sin endulzar
½ taza de puré de manzanas sin endulzar
¼ de taza de albaricoques secos
¼ de taza de dátiles cortados o uvas pasas
¼ de taza de nueces o pacanas cortadas
½ cucharadita de canela
¼ de cucharadita de sal

Precalienta el horno a temperatura media (180 ºC). Coloca todos los ingredientes en un recipiente grande y mézclalos bien. Engrasa levemente un molde para hornear de veinte por veinte centímetros con aceite de oliva. Vierte la mezcla de avena en el molde y hornea durante cuarenta y cinco o cincuenta minutos, o hasta que esté dorada y crujiente en la parte superior.

Notas

- Unta con mantequilla de almendras o *Dulce de dátiles* cada porción.

- Cúbrelas con *Manzanas asadas con canela.*
- Resulta ideal para un aperitivo por la tarde.
- Esta receta se puede duplicar y hornear en una asadera de veintidós por treinta y tres centímetros.

> La avena tradicional consiste en granos de avena que han sido cocidos al vapor y triturados con rodillos. Tiene un ligero sabor a nueces y tiende a ser más espesa que la avena instantánea, la cual ha sido preparada en hojuelas para que su cocción resulte más rápida. La avena tradicional es un grano integral, ya que contiene un germen rico en nutrientes y el salvado, que posee un alto contenido de fibra.

Licuado de fresas y banana

120 gramos de tofu (requesón de soja) extra firme
¼ de taza de leche de almendra sin endulzar
¼ de taza de jugo de manzana sin endulzar
2 cucharadas de *Dulce de dátiles* (p. 94)
1 taza de fresas cortados
1 banana congelada, pelada y cortada en rodajas (alrededor de 1 taza)

RINDE: 2 porciones
TAMAÑO DE LA PORCIÓN: alrededor de 1 taza

Pon todos los ingredientes en la licuadora y mézclalos hasta que tengan una consistencia cremosa.

Notas

- Quítales la cáscara a las bananas antes de ponerlas en el congelador. Colócalas en una bolsa plástica con cierre hasta que estén completamente congeladas.
- Agrégale linaza para una ración extra de fibra.
- En vez de usar *Dulce de dátiles,* sumerge tres o cuatro dátiles Medjool en agua tibia a la temperatura ambiente por una hora antes de agregarlos a la licuadora.
- Remplaza las bananas por una taza de kiwi cortado.

> Las bananas son una fuente excepcional de fructooligosacáridos, un compuesto que nutre la bacteria (amigable) probiótica del colon. Esta bacteria benéfica produce enzimas que aumentan nuestra habilidad digestiva y nos protegen de infecciones bacteriales no saludables.

Magdalenas de piña y cítricos

RINDE: 8 porciones
TAMAÑO DE
LA PORCIÓN: 1
magdalena

1 taza de avena arrollada tradicional
1 taza de harina de avena (ver *Notas*)
1 taza de puré de manzanas sin endulzar
½ taza de piña cortada en cubos
¼ de taza de nueces comunes o pacanas picadas
¼ de taza de *Dulce de dátiles* (p. 94)
¼ de taza de linaza
2 cucharaditas de coco rallado sin endulzar
2 cucharaditas de ralladura de naranja
½ cucharadita de jengibre en polvo

Precalienta el horno a temperatura media (180 °C). Unta levemente con aceite de oliva ocho moldes de magdalenas y colócalos aparte. Vierte todos los ingredientes en un recipiente grande y mézclalos hasta que estén bien unidos. Con una cuchara rellena los moldes de las magdalenas, dejando un tercio del molde sin completar. Hornea durante veinte minutos o hasta que la parte superior esté dorada. Sirve tibio.

Notas

- Prepara tu propia harina de avena colocando la avena arrollada tradicional en un procesador de alimentos o una licuadora y batiéndola hasta que quede fina (una taza de avena arrollada rendirá alrededor de tres cuartos de taza de harina de avena).
- Úntales mantequilla de almendras o *Dulce de dátiles* por encima.
- La linaza es un polvo hecho a partir de semillas de lino trituradas. Se consigue en las tiendas naturistas y algunos almacenes. En vez de comprarla, también puedes moler las semillas por tu cuenta usando un molinillo de pimienta o café.
- La cáscara es la parte más externa y colorida de las frutas cítricas. A

menudo se utiliza para realzar el sabor en ciertas recetas. El tejido blanco interior o la membrana que recubre la cáscara tiene un sabor amargo y desagradable, por eso debes evitar rallarlo junto con la corteza.

Las piñas son ricas en vitamina C y pueden ayudar a fortalecer tu sistema inmunológico a fin de luchar contra los resfriados y la gripe. También contienen bromelina, una enzima conocida por calmar los síntomas de la sinusitis.

Manzanas asadas con canela

2 tazas de manzanas cortadas en rodajas finas (alrededor de 2 unidades)
1 taza de jugo de manzana sin endulzar
⅛ de cucharadita de canela

RINDE: 4 porciones
TAMAÑO DE LA PORCIÓN: alrededor de ½ taza

Precalienta el horno a temperatura moderada (180 °C). Coloca las manzanas en rodajas en un molde para hornear de veinte por veinte centímetros. Mezcla el jugo de manzana con la canela en un recipiente pequeño y viértelo sobre las manzanas. Hornea durante quince minutos, revuelve y hornea otros quince minutos. Sírvelo tibio.

Notas

• Sírvelo con avena o arroz integral cocido.
• Colócalo sobre las *Galletas de avena*.
• Rocíale coco rallado sin endulzar y/o nueces picadas por encima.
• Agrégale bananas en rodajas, uvas pasas y nueces picadas.
• Sustituye las manzanas por peras.

Las mejores manzanas para asar son aquellas que están duras, poseen un buen balance de dulzor y acidez, y tienen una pulpa que no se desarma al cocinarla. Algunos de los tipos recomendados son:
Golden: dulce con una textura crujiente y jugosa; una de las mejores variedades para hacer al horno.
Granny Smith: manzanas verdes ligeramente ácidas.

Gala: de cáscara entre amarilla y naranja con pintas rojas y una pulpa amarilla cremosa interior; dulce y suave.

Jonathan: roja y verde, con una textura crujiente y un sabor agridulce.

Roma: roja con una pulpa verde clara; crujiente y levemente ácida.

Pizza de frutas

RINDE: 8 porciones
TAMAÑO DE
LA PORCIÓN: 1
rebanada

Masa

1½ tazas de harina de almendras

½ taza de dátiles cortados en trozos

½ taza de pacanas picadas

¼ de taza de jugo de manzana sin endulzar

Salsa de frutas

¼ de taza de *Dulce de dátiles* (p 94)

½ taza de fresas rebanadas finas

Ideas para la cobertura

Rebanadas de manzana, bananas, arándanos, uvas, kiwis, mangos, naranjas, duraznos, piñas, fresas

Precalienta el horno a temperatura media (180 °C). Coloca la harina de almendras, los dátiles, las nueces y el jugo de manzana en el procesador de alimentos. Revuelve hasta que la mezcla se haga una bola. Presiona la masa sobre un molde de pizza hasta formar un círculo de más o menos veinticinco centímetros de diámetro y medio centímetro de espesor. (Unta tus manos con un poco de aceite de oliva si la masa está muy pegajosa). Con un tenedor, haz agujeritos en la corteza. Hornea por diez minutos o hasta que los bordes estén dorados y un poco crujientes. Retírala del horno y déjala enfriar por completo, alrededor de cuarenta y cinco minutos.

Coloca el *Dulce de dátiles* y las fresas en un procesador de alimentos o una licuadora. Revuelve por treinta segundos o hasta que esté cremoso y suave. Vierte la salsa de frutas sobre la corteza que se ha enfriado. Decora con tu variedad preferida de frutas en rebanadas. Llévalo al refrigerador por tres horas hasta que esté bien frío.

Notas

- Cubre con coco en tiritas sin endulzar.
- Usa media taza de arándanos en la salsa de frutas en vez de las fresas.
- Agrega más o menos cincuenta gramos de tofu (requesón de soja) y un cuarto de cucharita de canela para lograr una salsa de frutas más cremosa.
- Remplaza la harina de almendras por harina de avena.
- Sirve solo con la salsa de frutas como cobertura.

> Otra manera de disfrutar de la **Pizza de frutas** es colocándola en el congelador durante treinta a cuarenta y cinco minutos y comiéndola como un delicioso postre helado.

Rodajas de piña gratinadas

6 rodajas de piña frescas o en lata
1 cucharada de *Dulce de dátiles* (p. 94)
1 cucharada de jugo de lima fresco
1 cucharada de coco rallado sin endulzar

RINDE: 6 porciones
TAMAÑO DE LA
PORCIÓN: 1 rodaja

Enciende el gratinador del horno. Deposita las rodajas de piña en una bandeja recubierta con papel de aluminio o en un molde para el horno de veintiocho por cuarenta y cuatro centímetros rociado con aceite de oliva. Mezcla el *Dulce de dátiles* y el jugo de lima en un recipiente pequeño. Rocía las rodajas de piña por encima. Coloca el molde de ocho a diez centímetros debajo del gratinador por aproximadamente ocho minutos. Retíralo del horno y rocía cada rodaja con media cucharada de coco rallado. Gratina por dos minutos más y sirve.

Notas

- Corta las rodajas en pedacitos y mézclalos con avena. Agrega dátiles picados o uvas pasas.
- Omite el coco rallado y tan solo rocía el *Dulce de dátiles* y el jugo de lima por arriba.

Al seleccionar una piña, elige una que sea bien robusta y luzca fresca. Las hojas en la corona deben estar verdes y el cuerpo de la piña debe ser sólido. Evita las que tienen machucones o daños visibles. Mientras más grande es la piña, mayor será la porción de fruta a comer. Sin embargo, una piña más grande no necesariamente tiene que ser más dulce que una pequeña.

Aperitivos y refrigerios

Almendras tostadas con canela

RINDE: 8 porciones
TAMAÑO DE LA
PORCIÓN: alrededor
de ¼ de taza

2 tazas de almendras enteras
½ cucharada de aceite de oliva extra virgen
½ cucharadita de canela
¼ de cucharadita de sal

Precalienta el horno a una temperatura muy baja (120 ºC). Cubre una bandeja para hornear de veintiocho por cuarenta y cuatro centímetros con papel encerado o úntala ligeramente con aceite de oliva y ponla aparte. Coloca las almendras en un recipiente grande, agrega el aceite de oliva y mezcla bien. Rocía con canela y sal y revuelve.

Esparce las almendras de manera pareja en la bandeja para el horno. Hornea por una hora, revolviendo de vez en cuando. Déjalas enfriar y sírvelas, o consérvalas en un recipiente hermético.

Notas

- Parte las almendras y sirve con avena.
- Espárcelas sobre rodajas de manzanas o bananas y tendrás un refrigerio saludable.
- Agrega un cuarto de cucharadita de comino.
- En vez de canela, usa condimento de chile chipotle, chile en polvo o *Condimento para tacos* a fin de darle a las almendras un toque picante.

> Para prolongar su frescura, guarda las almendras en un lugar fresco y seco, lejos de la exposición solar. Las almendras refrigeradas se mantendrán por varios meses, y las que guardes en el congelador, durarán hasta un año.

Bocados de mantequilla de almendras

RINDE: 6-8
porciones
TAMAÑO DE LA
PORCIÓN: 2-3
bolitas

½ taza de mantequilla de almendras
¼ de taza de semillas de girasol sin tostar
¼ de taza de uvas pasas
¼ de taza de almendras picadas
2 cucharadas de coco rallado sin endulzar
¼ de cucharadita de canela

Mezcla todos los ingredientes en un recipiente hasta que estén bien unidos. Usa una cuchara de helados para formar pequeñas bolitas. Colócalas en una bandeja para el horno de veinte por veinte centímetros y luego llévalas al congelador por dos o tres horas hasta que estén firmes. Sírvelas congeladas o cuando se estén descongelando.

Notas

• Sustituye las uvas pasas por duraznos disecados, higos o dátiles.

La mantequilla de almendras es una alternativa deliciosa para la mantequilla de maní. Aunque es algo cara, su sabor naturalmente dulce terminará convenciéndote. Las almendras son ricas en proteínas, fibras y calcio. También son una fuente excelente de grasas monoinsaturadas, el tipo de grasas saludables para el corazón que ayudan a disminuir el colesterol y reducir el riesgo de enfermedades cardíacas.

Cóctel de frutos secos

1 taza de almendras sin tostar o *Almendras tostadas con canela* (p. 86).
1 taza de anacardos en mitades y partidos
1 taza de nueces en mitades y partidas
½ taza de uvas pasas rubias
½ taza de uvas pasas morenas
¼ de taza de semillas de girasol
¼ de taza de semillas de calabaza (pepitas)

RINDE: 12 porciones
TAMAÑO DE LA PORCIÓN: alrededor de ¼ de taza

Mezcla todos los ingredientes y guárdalos en un recipiente por dos semanas a temperatura ambiente o un mes en el refrigerador.

Notas

• Úsalo como complemento de las frutas frescas.

• Sírvelo con leche de almendras para un desayuno rápido.

• Otras opciones de frutas secas son albaricoques, bananas, arándanos, dátiles o higos.

- Otras opciones de nueces son: nueces brasileras, macadamias o pacanas.
- Agrega coco rallado sin endulzar.

El cóctel de frutos secos es un tentempié ideal para cuando estás viajando o de camino a alguna parte. Prepáralo de antemano midiendo el tamaño aproximado de tu porción y colocándola en una bolsa plástica con cierre hermético. Lleva tu cóctel de frutos secos al trabajo, la escuela, en el auto o el avión. De esa forma, cuando estés lejos de casa, no te verás tentado por comidas que no están dentro de los parámetros del Ayuno de Daniel.

Condimento para tacos

RINDE: 48 porciones
TAMAÑO DE LA PORCIÓN: ¼ de cucharadita

2 cucharadas de chile en polvo
1 cucharada de comino
1 cucharadita de ajo en polvo
1 cucharadita de pimentón
1 cucharadita de cebolla en polvo
½ cucharadita de orégano
⅛ de cucharadita de pimienta de cayena

Mezcla todos los ingredientes y guárdalos en un recipiente hermético.

Notas
- Adapta las cantidades de los ingredientes según tu preferencia.
- Agrega condimento de chile chipotle para obtener un sabor ahumado.

Solo lleva unos pocos minutos preparar tu propio condimento para tacos. Además, ahorrarás dinero y es mucho más saludable para ti. Los condimentos comprados por lo general contienen azúcar y conservantes y están llenos de sodio.

Crema de espinacas y alcachofas

RINDE: 8 porciones
TAMAÑO DE LA PORCIÓN: alrededor de ¼ de taza

230 gramos de tofu firme, escurrido

1 taza de alcachofas trozadas en lata, escurridas; reserva dos cucharadas del jugo

½ paquete (alrededor de 280 gramos) de espinacas picadas congeladas, descongelado y escurrido

1 cucharadita de albahaca deshidratada

1 cucharadita de sal

⅛ de cucharadita de pimienta

2 cucharaditas de aceite de oliva extra virgen

¼ de taza de cebollas cortadas en dados

2 dientes de ajo picados

Precalienta el horno a temperatura moderada (190 °C). Coloca el tofu (requesón de soja), las alcachofas, el jugo y las espinacas en un procesador de alimentos o una licuadora. Procesa hasta que esté cremoso. Viértelo en un recipiente mediano. Agrega la albahaca, la sal y la pimienta. Déjalo aparte.

Calienta el aceite en una sartén pequeña y cocina las cebollas y el ajo hasta que las cebollas estén translúcidas. Retíralo del fuego y agrégalo a la mezcla de espinacas y alcachofas. Colócalo en una fuente de horno de cerámica untada con aceite de oliva. Hornea por veinte minutos o hasta que los bordes comiencen a dorarse. Sírvelo tibio.

Notas

- Sirve con *Nachos.*
- Agrégale un poco de arroz integral y revuélvelo para hacer una cazuela.
- Úntalo sobre *Tortillas integrales.*
- Combina bien con *Pizza sin levadura con «queso» de macadamias.*

Las espinacas y las alcachofas fueron hechas las unas para las otras. No solo saben de maravillas cuando las pruebas juntas, sino que son extremadamente buenas para ti. Las espinacas son una fuente excelente de vitaminas y minerales, lo que las hace muy ricas en nutrientes. Esta comida sana para el corazón está llena de bioflavonoides, compuestos orgánicos que actúan como antioxidantes. Los antioxidantes protegen al cuerpo de los radicales libres. Los investigadores han descubierto al menos trece compuestos flavonoides

Aperitivos y refrigerios

distintos en las espinacas, los cuales ayudan en el proceso de prevención de enfermedades.

Las alcachofas tienen un índice elevado de fibras, potasio, calcio, hierro y fósforo. También son ricas en antioxidantes y fitonutrientes, como son la cinarina y cinaropicrina. La cinarina estimula la digestión, protege el hígado y baja los niveles de triglicéridos y colesterol. La cinaropicrina ayuda a prevenir o sanar el daño hepático.

Crema de frijoles Great Northern

RINDE: 8 porciones
TAMAÑO DE LA PORCIÓN: alrededor de 2 cucharadas

1 lata (400 gramos) de frijoles Great Northern (o Granados), enjuagados y escurridos
2 cucharadas de agua
¼ de taza de cebollinos (solo la parte verde), cortados en rodajitas gruesas
1 diente de ajo picado
1 cucharada de orégano fresco o una cucharadita de orégano deshidratado
¼ de cucharadita de sal

Coloca todos los ingredientes en un procesador de alimentos o una licuadora y mezcla hasta formar un puré suave.

Notas

• Sirve con verduras frescas.
• Rocía encima de rodajas de tomate.
• Úsalo como relleno de los *Rollitos a la romana* o las *Tortillas integrales*.
• Empléala como una crema con los *Nachos*.

Los frijoles Great Northern (o Granados) son una variedad de alubias de un sabor moderado que enseguida asumen el gusto de las especias o hierbas que se usan en su cocción. Toda receta que incluye judías blancas o Canellini se puede realizar con los frijoles Great Northern.

Crema de frijoles negros

1 cucharada de aceite de oliva extra virgen

1 taza de cebollas picadas

1 taza de pimentón rojo cortado en cubos (un pimiento grande)

1 diente de ajo molido

½ taza de agua

2 latas (450 gramos) de frijoles negros, enjuagados y escurridos

2 cucharadas de perejil fresco o 1½ cucharadas de perejil deshidratado

½ cucharadita de romero seco y picado

¼ de cucharadita de sal

⅛ de cucharadita de pimienta

Calienta el aceite de oliva en una sartén grande a fuego mediano. Agrega las cebollas y los pimientos rojos y cocina hasta que las cebollas estén suaves y transparentes. Añade el ajo y cocina por treinta segundos, revolviendo constantemente para que no se queme.

Vierte el agua y las dos tazas de frijoles en un procesador de alimentos o una licuadora; procesa hasta que esté cremoso. Ahora vierte la crema de frijoles en la sartén y revuelve. Agrega los frijoles restantes, el perejil, el romero, la sal y la pimienta. Reduce el fuego al mínimo y cocina durante quince minutos, revolviendo de vez en cuando. Colócalo en una fuente y sírvelo tibio.

Notas

• Sirve con *Nachos*.

• Úsalo como salsa para las papas asadas.

• Úntalo sobre los *Cuadrados de polenta gratinados* o los *Panecillos de maíz*.

• Agrégale ¼ de taza de *Salsa*.

> Los frijoles negros, o frijoles tortuga, son prácticamente algo básico para cualquiera que esté llevando a cabo el Ayuno de Daniel. Cuando están cocidos, tienen un rico sabor, casi emulando a la carne. Combínalos con un grano integral, como el arroz integral o la quinua, y obtendrás un plato con un alto contenido de proteínas. Los frijoles

negros poseen además un bajo índice glucémico, lo que significa que tu nivel de azúcar en sangre no se elevará muy rápido luego de ingerirlos, algo que es muy bueno en especial para las personas con diabetes, resistencia a la insulina o hipoglucemia.

Crema verde de frijoles

RINDE: 16 porciones
TAMAÑO DE LA PORCIÓN: alrededor de 2 cucharadas

1 lata (400 gramos) de frijoles Great Northern, enjuagados y escurridos
1 lata (280 gramos) de tomates cortados en cubos y chiles verdes, sin escurrir
2 tazas de col rizada o espinacas cortadas, no tan prensadas
2 dientes de ajo picados
½ cucharadita de sal

Coloca todos los ingredientes en un procesador de alimentos o una licuadora y mézclalos hasta formar una crema.

Notas

- Sírvela con verduras frescas.
- Empléala como una crema con los *Nachos*.
- Vierte un par de cucharadas sobre tu ensalada en vez de usar un aderezo basado en aceite.
- La col rizada es una verdura con un tallo fibroso y hojas crespas. Para prepararla, quita y deshecha los tallos duros y utiliza solo las hojas.

Una noche mi esposo me pidió que hiciera una nueva porción de Salsa. No tenía todos los ingredientes necesarios a mano, así que pensé y pensé en lo que podía hacer hasta que se me ocurrió algo. ¡El resultado fue la Crema verde de frijoles, la cual constituyó una placentera sorpresa para los dos! No podía creer que unos pocos ingredientes pudieran hacer una crema tan sabrosa. A mi esposo le gustó tanto que tan pronto como la crema se acabó, ya me estaba pidiendo que preparara más. Eso siempre es una buena señal.

Cuadrados de polenta gratinados

RINDE: 9 porciones
TAMAÑO DE LA
PORCIÓN: 2 cuadra-
dos (6 centimetros)

6 tazas de agua
1 cucharada de sal
2 ½ tazas de harina de maíz (polenta)
1 cucharadita de albahaca u orégano seco
½ cucharadita de ajo en polvo

Calienta el agua en una olla hasta que comience a hervir. Agrega la sal. Reduce el fuego, vertiendo poco a poco la polenta en forma de lluvia. Revuelve constantemente con un batidor de alambre para evitar la formación de grumos. Después de agregar toda la harina de maíz, continúa revolviendo con una cuchara de madera hasta que la polenta esté espesa y se desprenda de los costados de la olla. Esto puede llevar de quince a veinte minutos. Para mejores resultados, revuelve todo el tiempo hasta que la polenta haya alcanzado su consistencia óptima.

Humedece con una toalla de papel mojada el fondo y los costados de una fuente de veintidós por treinta y tres centímetros para evitar que se pegue. Una vez que la polenta se haya cocinado, viértela en la fuente. Con una espátula presiona la polenta hasta que esté bien compacta. Cúbrelo con un plástico y refrigéralo por dos horas o hasta que esté totalmente frío.

Precalienta el horno en su función de gratinado. Usando una toalla de papel, frota una bandeja para hornear de veintiocho por cuarenta y cuatro centímetros con aceite de oliva y ponla aparte. Saca la fuente del refrigerador y corta la polenta en cuadrados de seis centímetros. Coloca los cuadrados en la bandeja que has preparado y ubícala siete u ocho centímetros por debajo del gratinador. Hornea durante quince minutos, dales la vuelta y hornea quince minutos más. Ambos lados deben estar crocantes antes de servir.

Notas

- Puedes untar los cuadrados con una cucharada de *Crema de frijoles negros*, *Hummus*, *Hummus confeti*, *Guacamole con un extra de energía* o *Crema de espinacas y alcachofas*.
- Vierte *Alcachofas con salsa de tomate* o *Berenjena con salsa de tomate* sobre los cuadrados.
- Sirve con *Frijoles negros al horno con chile* o *Arroz a la mexicana con frijoles*.

- Esta comida combina bien con *Minestrón de frijoles negros*, *Sopa de tacos* o *Sopa toscana*.
- Conserva la mitad de los cuadrados de polenta en un recipiente hermético en el congelador para un uso futuro.

> La polenta es una comida popular italiana. Se elabora a partir de maíz molido, el cual luego se hierve en agua para crear una sustancia similar a la avena. Disfruta la polenta directamente salida de la estufa o mientras aún está caliente o cocínala en el horno para lograr una textura más crocante.

Dulce de dátiles

RINDE: 12 porciones
TAMAÑO DE LA PORCIÓN: alrededor de 1 cucharada

1 taza de dátiles sin carozo (alrededor de 6 a 8 de la variedad Medjool, o de 18 a 20 de los Deglet Noor)
1 taza de agua
½ cucharadita de canela

Coloca los dátiles y el agua en una olla pequeña, asegurándote de que los dátiles queden completamente cubiertos. (Agrega más agua si fuera necesario). Cocina a fuego vivo hasta que hierva. Baja la temperatura y déjalo hervir a fuego lento por cuarenta y cinco o sesenta minutos, o hasta que los dátiles estén muy blandos y se deshagan. Retíralo del fuego y deja que se enfríe un poco por más o menos quince minutos. Vuelca la mezcla en una licuadora y procesa hasta que esté cremosa. Añade la canela y mezcla bien. Guárdalo en un contenedor hermético en el refrigerador.

Notas
- Sírvelo con manzanas, peras y/o bananas cortadas en rodajas.
- Utilízalo para hacer *Barras de higos y coco*, *Pizza de frutas*, *Galletitas de avena y pasas*, *Magdalenas de piña y cítricos*, *Batido de galletas de canela (Snickerdoodle)*, *Licuado de fresas y banana* y *Pastel de batatas*.
- Esparce sobre las *Galletas de avena*.

> Los dátiles contienen mucha cantidad de azúcares naturales, lo que los convierte en un aperitivo ideal para energizarte.

Galletitas de avena y pasas

1 taza de avena tradicional arrollada
1 taza de harina de almendras o harina de avena (ver *Notas*)
1 taza de mantequilla de anacardos, mantequilla de almendras o mantequilla de maní
½ taza de puré de manzana sin endulzar
⅓ de taza de *Dulce de dátiles* (p. 94)
½ taza de uvas pasas
2 cucharadas de nueces picadas
1 cucharadita de canela

RINDE: 18 a 20 porciones
TAMAÑO DE LA PORCIÓN: 1 galletita

Precalienta el horno a temperatura media (180 °C). Mezcla la avena, la harina de almendra, la mantequilla de anacardos, el puré de manzana y el *Dulce de dátiles* en un recipiente grande hasta que estén bien unidos. Agrega las pasas, las nueces y la canela. Revuelve bien.

Separa en porciones con una cuchara y colócalas a una distancia de cinco centímetros entre sí sobre una bandeja para el horno de veintiocho por cuarenta y cuatro centímetros. Aplástalas y dales forma de círculos. Hornea durante diez a doce minutos.

Notas

- Elabora tu propia harina poniendo la avena arrollada tradicional en un procesador de alimentos o una licuadora y batiéndola hasta que esté fina (una taza de avena arrollada rendirá aproximadamente tres cuartos de taza de harina).

- Aumenta el puré de manzanas a una taza si no usas *Dulce de dátiles*.

- En vez de utilizar una taza de harina de almendras, utiliza media taza de avena arrollada tradicional y media taza de harina de almendras o avena.

> Las uvas pasas contienen mucho hierro, el nutriente responsable de la formación de la hemoglobina, que lleva el oxígeno a todas las células del cuerpo. El hierro además ayuda en la función inmunológica, el desarrollo cognitivo, la regulación de la temperatura y la metabolización de la energía.

Aperitivos y refrigerios

Garbanzos asados

RINDE: 8 porciones
TAMAÑO DE LA
PORCIÓN: alrededor
de ¼ de taza

2 latas de garbanzos (400 gramos) enjuagados y escurridos
1 cucharada de aceite de oliva extra virgen
½ cucharadita de ajo en polvo
½ cucharadita de cebolla en polvo
½ cucharadita de romero molido deshidratado
¼ de cucharadita de sal

Precalienta el horno a temperatura moderada (180 °C). Engrasa ligeramente una bandeja para el horno de veintiocho por cuarenta y cuatro centímetros con aceite de oliva. Esparce los garbanzos de modo que se forme una capa sobre la bandeja.

Ásalos por veinte minutos o hasta que estén secos al tacto. Retira del horno y aumenta la temperatura a 220 °C. Coloca los garbanzos en un recipiente grande. Agrega el aceite de oliva, el ajo en polvo, la cebolla en polvo, el romero y la sal. Revuelve hasta que queden bien cubiertos.

Regrésalos a la bandeja del horno y cocínalos por otros quince o veinte minutos, o hasta que estén crujientes y doraditos (asar doblemente los garbanzos les otorga una textura crocante). Déjalos enfriar por completo en la bandeja antes de servir o almacenar.

Notas

- Úsalos como complemento de una ensalada.
- Haz que queden más picantes usando *Condimento para tacos* o chile en polvo en vez del ajo en polvo, la cebolla y el romero.

> Los garbanzos asados tienden a perder su propiedad crocante aun cuando se guarden en un recipiente hermético, así que es mejor comerlos enseguida. Sin embargo, si los guardas por uno o dos días, podrías calentarlos en el horno unos minutos para secarlos y que vuelvan a estar crujientes.

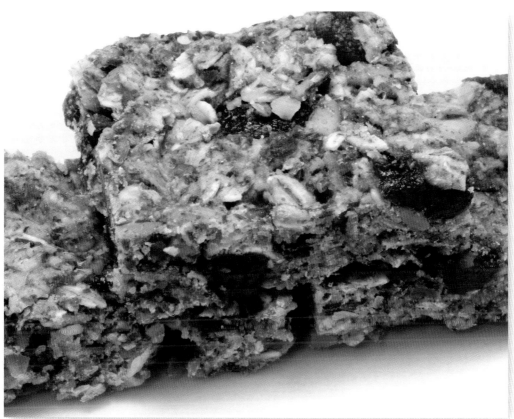

Barras de albaricoques y nueces (p. 74)

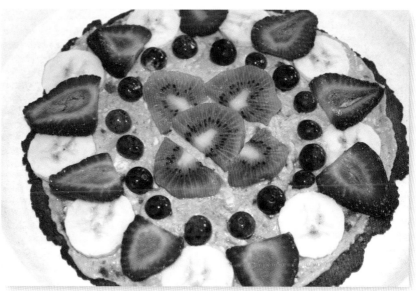

Pizza de frutas (p. 82)

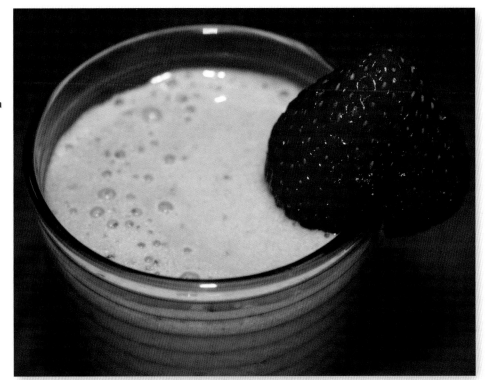

Licuado de fresas y banana (p. 79)

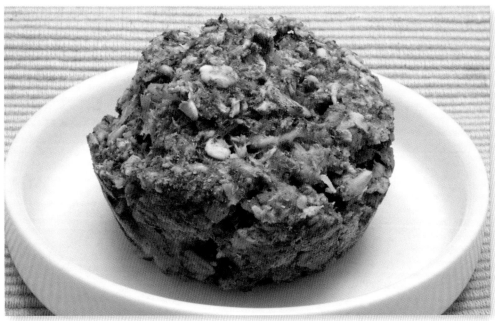

Magdalenas de piña y cítricos (p. 80)

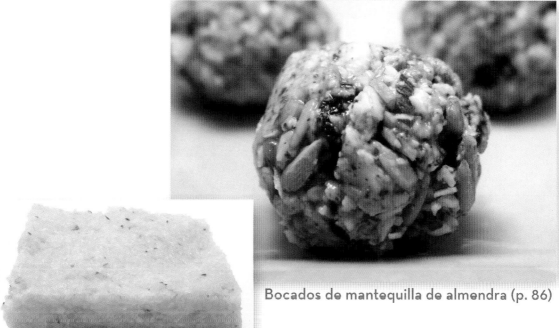

Bocados de mantequilla de almendra (p. 86)

Cuadrados de polenta gratinados (p. 93)

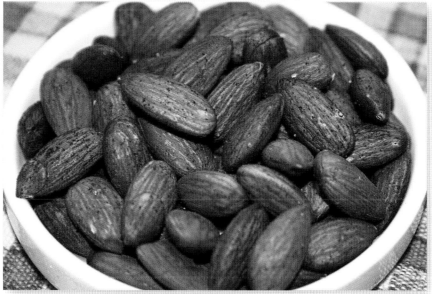

Almendras tostadas con canela (p. 86)

Aperitivos y refrigerios

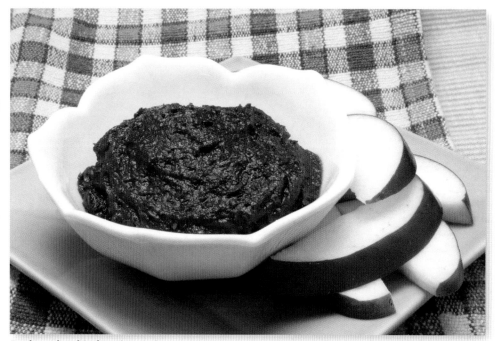

Dulce de dátiles (p. 94)

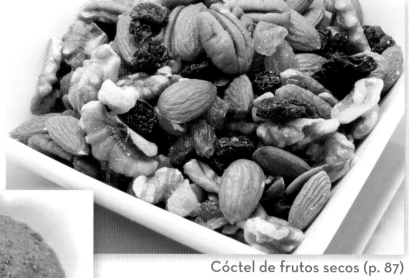

Pesto (p. 104)

Cóctel de frutos secos (p. 87)

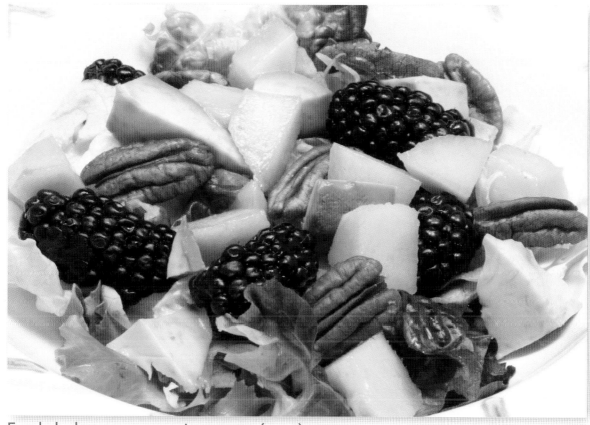
Ensalada de moras, aguacate y mango (p. 113)

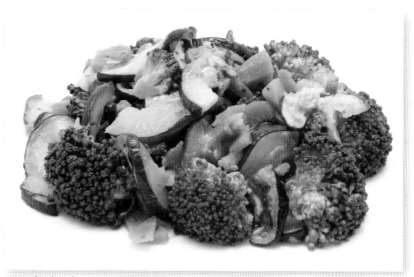
Ensalada de vegetales marinados (p. 118)

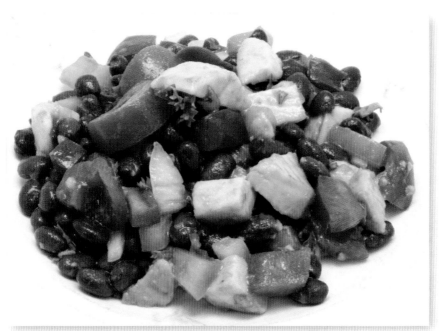

Ensalada mediterránea de frijoles negros (p. 119)

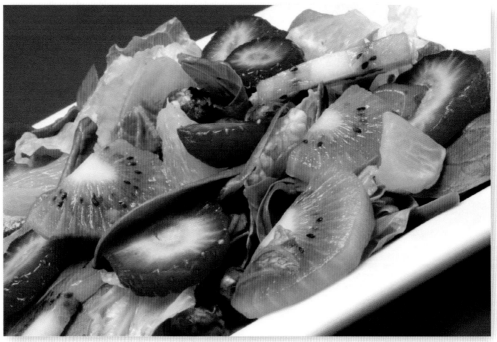

Ensalada de frutas atardeceres de Ozarks (p. 111)

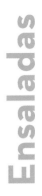

Ensalada de papas
asadas (p. 114)
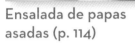

Ensalada de tacos (p. 116)
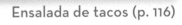

Ensalada de fresas y espinacas (p. 110)

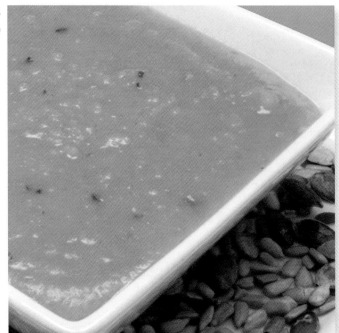

Sopa Rosemary de alverjas partidas (p. 142)

Sopas

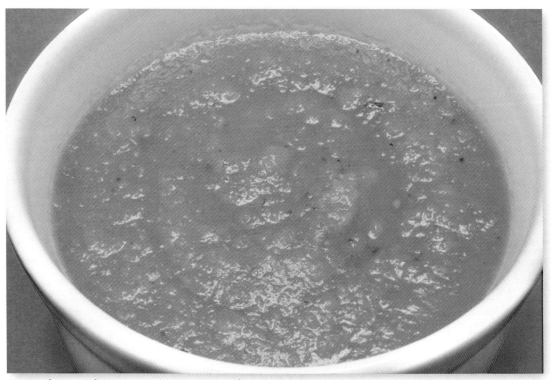

Sopa de zanahoria, manzana y jengibre (p. 141)

Granola «dame más»

¼ de taza de ciruelas secas o dátiles sin carozo
¼ de taza de agua
1 taza de avena arrollada tradicional
2 cucharadas de jugo de manzana sin endulzar
1 cucharada de aceite de oliva extra virgen
¼ de taza de uvas pasas
2 cucharadas de almendras picadas
2 cucharadas de nueces picadas
2 cucharadas de semillas de girasol sin tostar
2 cucharadas de coco rallado sin endulzar

RINDE: 8 porciones
TAMAÑO DE LA
PORCIÓN: alrededor
de ¼ de taza

Precalienta el horno a temperatura moderada (180 °C). En una cacerola pequeña, coloca las ciruelas y el agua. Cocina a fuego medio por cinco minutos o hasta que las ciruelas estén blandas. Viértelo en un procesador de alimentos o una licuadora y procesa hasta que la mezcla sea una pasta espesa. Esto puede tomar más o menos treinta segundos.

En un recipiente grande, combina la mezcla de ciruelas con la avena, el jugo de manzana, el aceite de oliva, las uvas pasas, las almendras, las nueces, las semillas de girasol y el coco. Mezcla hasta que todo esté bien unido.

Extiende la mezcla sobre una bandeja de veintiocho por cuarenta y cuatro centímetros que esté forrada con papel encerado o levemente untada con aceite de oliva. Hornea por cinco minutos, revuelve y hornea otros cinco minutos, o hasta que esté algo dorada. Déjala enfriar en la bandeja. La granola se volverá crujiente cuando se enfríe. Guárdala en un contenedor hermético a temperatura ambiente por alrededor de dos semanas o hasta un mes en el refrigerador.

Notas

• Sustituye las almendras y nueces comunes por pacanas o anacardos.
• Sírvela con frutas frescas y leche de almendras para el desayuno.
• Usa duraznos secos cortados en vez de uvas pasas.
• Agrega semillas de calabaza sin tostar (pepitas).

La granola es un aperitivo perfectamente saludable. Es muy fácil de preparar y está repleto de fibras, proteínas, vitaminas y minerales. Otra propiedad que posee es que da una sensación de llenura y satisfacción. Un poco de granola perdura un largo rato.

Guacamole con un extra de energía

RINDE: 6 porciones
TAMAÑO DE LA PORCIÓN: alrededor de ¼ de taza

2 aguacates medianos
½ taza de tomates cortados, con cáscara y semillas
¼ de taza de cebolla morada cortada en trocitos
½ pimiento jalapeño, sin semillas y cortado en trocitos
1 diente de ajo picado
2 cucharadas de perejil fresco o cilantro picado
1 cucharada de jugo de lima fresco
½ cucharadita de sal

Corta los aguacates en mitades y quítales las semillas. Usa una cuchara grande para separar la cáscara. Colócalos en un recipiente pequeño y aplástalos con un tenedor hasta hacer una pasta. Añade el resto de los ingredientes. Mezcla bien. Enfríalo por una o dos horas antes de servir.

Notas

• Para hacerlo aun más rápido, utiliza el jalapeño completo sin cortar. Además, dejar las semillas en la crema le agregará un sabor más picante aún.
• Agrega media taza de *Salsa*.

El truco para lograr un guacamole perfecto es utilizar aguacates buenos y maduros. Comprueba el grado de maduración presionando suavemente la parte externa del aguacate. Si se hunde, está maduro. Ten cuidado si está demasiado blando, porque esto puede indicar que el aguacate está pasado de maduro y no tendrá buen sabor.

Otra prueba es quitarte el pequeño pedúnculo que se halla en un extremo. Si sale muy fácilmente, está maduro. Si no sale enseguida, no deberías usarlo.

Hummus

1 lata de garbanzos (400 gramos) enjuagados y escurridos

¼ de taza de tahini (pasta de semillas de sésamo o ajonjolí)

¼ de taza de agua

2 cucharadas de aceite de oliva extra virgen

2 cucharadas de jugo de limón fresco

2 dientes de ajo molidos

¼ de taza de perejil fresco, bien prensado

½ cucharadita de sal

¼ de cucharadita de comino molido

RINDE: 8 porciones
TAMAÑO DE LA
PORCIÓN: alrededor
de ¼ de taza

Coloca todos los ingredientes en un procesador de alimentos o una licuadora. Procesa hasta formar una pasta suave, raspando los bordes del recipiente de vez en cuando para evitar que algunas partes se queden sin mezclar. Refrigera o sirve enseguida.

Notas

- Úsalo como una crema para acompañar verduras frescas, como pimientos, brócoli, zanahorias, apio, rodajas de pepino, aceitunas negras, guisantes o alverjas y rodajas de calabacín.
- Reemplaza los garbanzos por frijoles negros o usa la mitad de cada clase.
- Úntalo sobre rodajas de tomate.
- Agrégale un par de cucharadas a tu ensalada en vez de emplear un aderezo basado en aceite.
- Utilízalo como el ingrediente principal en la *Cazuela de hummus*.
- Agrégale pimientos asados y alcachofas para preparar *Hummus confeti*.

El hummus sabe mejor cuando se enfría durante veinticuatro horas antes de servirlo, ya que esto permite que los sabores se fundan bien. Puede durar en el refrigerador hasta una semana, y una vez congelado hasta tres meses.

Aperitivos y refrigerios

Hummus confeti

RINDE: 10 porciones
TAMAÑO DE LA
PORCIÓN: alrededor
de ¼ de taza

1 lata (450 gramos) de garbanzos, enjuagados y escurridos
½ taza de alcachofas en lata, escurridas
½ taza de pimentón rojo en lata, escurrido y cortado
¼ de taza de tahini
¼ de taza de agua
2 cucharadas de aceite de oliva extra virgen
2 cucharadas de jugo de limón fresco
2 dientes de ajo molidos
¼ de taza de perejil fresco, bien prensado
½ cucharadita de sal
¼ de cucharadita de comino molido

Coloca todos los ingredientes en un procesador de alimentos o una licuadora. Procesa hasta que la mezcla esté cremosa, raspando los bordes del recipiente de vez en cuando para evitar que algunas partes se queden sin mezclar. Refrigera o sirve enseguida.

Notas

- Sirve como una crema para los vegetales frescos.
- Úsalo como relleno para los *Rollitos a la romana* o las *Tortillas integrales*.
- Úntalo sobre rodajas de tomate fresco.
- Utilízalo como ingrediente principal en la *Cazuela de hummus*.
- El tahini es una pasta consistente hecha de semillas de sésamo molidas. Es un ingrediente básico en la cocina del Medio Oriente y se puede conseguir en las tiendas de comidas naturistas y la mayoría de las grandes cadenas de almacenes.

> Los garbanzos proveen una gran cantidad de fibra y pueden ayudar a reducir el colesterol. También ayudan a mejorar los niveles de azúcar en la sangre, lo que los convierte en una elección sana para las personas que tienen diabetes o son resistentes a la insulina.

Nachos

1 taza de harina de maíz amarillo
½ taza de agua a temperatura ambiente
½ cucharada de jugo de lima fresco
½ cucharadita de sal
⅛ de cucharadita de pimienta

RINDE: 4-6 porciones
TAMAÑO DE LA PORCIÓN: 8-12 nachos

Mezcla todos los ingredientes en un recipiente. Revuelve la mezcla hasta que la masa forme una bola y esté bien unida. (Será una masa húmeda). Agrega un poco de agua si fuera necesario, una cucharada o dos a la vez. Cubre el recipiente con un plástico y déjalo reposar a temperatura ambiente por treinta minutos.

Precalienta el horno a una temperatura alta (200 ºC). Con las manos, presiona la masa hasta cubrir una bandeja para el horno de veintiocho por cuarenta y cuatro centímetros sin engrasar, formando una capa tan fina como sea posible. Usa un cuchillo para cortar nachos de cinco centímetros. Hornéalos durante veinte minutos o hasta que estén levemente dorados y crocantes.

Notas

• Sirve con *Crema de frijoles negros, Hummus confeti, Salsa* o *Crema de espinacas y alcachofas.*

• Parte los nachos en pedazos más pequeños para decorar un tazón de sopa.

• Agrega *Condimento para tacos* o chile en polvo para hacer nachos más picantes.

Los propietarios de una fábrica de tortillas mexicanas en el sudoeste de Los Ángeles hicieron populares las tortillas o los nachos triangulares a fines de la década de 1940. Ellos encontraron la forma de darle uso a las tortillas defectuosas, rechazadas por las máquinas automáticas, cortándolas en triángulos y friéndolas.

Aperitivos y refrigerios

Pan sin levadura

RINDE: 4 porciones
TAMAÑO DE
LA PORCIÓN: 2
unidades

2 ½ tazas de harina integral (de trigo, arroz, escanda, etc.)
2 cucharadas de linaza (opcional)
1 cucharadita de romero seco picado
1 cucharadita de sal
1 taza de agua a temperatura ambiente
1 cucharada de aceite de oliva extra virgen
½ cucharadita de albahaca deshidratada
½ cucharadita de ajo en polvo
½ cucharadita de perejil deshidratado

Mezcla la harina, la linaza, el romero, la sal y el agua en un procesador de alimentos hasta que la masa forme una bola. Coloca la masa sobre una superficie enharinada y amásala durante cinco minutos. Transfiérela a un recipiente y cúbrela bien con un plástico. Deja que la masa repose a temperatura ambiente de treinta a sesenta minutos.

Precalienta el horno a una temperatura alta (200 ºC). Con la masa, cubre el fondo de una bandeja para el horno de veintiocho por cuarenta y cuatro centímetros, logrando un espesor de medio centímetro aproximadamente. Con un tenedor, haz agujeritos en toda la masa. Coloca el aceite de oliva, la albahaca, el ajo en polvo y el perejil en un recipiente pequeño y mézclalos bien. Usa un pincel de cocina para esparcir bien la mezcla aceitosa sobre la masa. Marca (realizando cortes superficiales sin separar en piezas) con un cuchillo doce cuadrados de siete por nueve centímetros. Hornéalo de quince a veinte minutos o hasta que esté apenas crocante y retíralo del horno. Déjalo enfriar en la bandeja de horno por unos diez minutos antes de cortarlo y servirlo.

Notas

- Transfórmalo en un pan dulce sin levadura agregando ½ cucharadita de canela en vez de la albahaca, el ajo y el perejil.
- La linaza es un polvo hecho a partir de semillas de lino trituradas. Se consigue en las tiendas naturistas y algunos almacenes. En vez de comprarla, también puedes moler las semillas por tu cuenta usando un molinillo de pimienta o café.

Un pan sin levadura es simplemente un pan hecho con harina, agua y sal, el cual se aplasta luego hasta formar una masa plana. Muchos panes achatados, como el de esta receta, son panes ácimos o están hechos sin levadura.

Panecillos de maíz

RINDE: 12 porciones
TAMAÑO DE LA PORCIÓN: 2 panecillos pequeños o 1 mediano

1½ tazas de harina de maíz
½ taza de leche de almendras o arroz sin endulzar
¼ de taza de agua
1 cucharada de *Dulce de dátiles* (p. 94, opcional)
1 cucharada de aceite de oliva extra virgen
¾ de taza de granos de maíz (enteros) frescos o congelados
¼ de taza de cebollino picado (solo la parte verde)
½ cucharadita de sal

Precalienta el horno a temperatura alta (200 ºC). Mezcla la harina de maíz, la leche de almendras, el agua, el *Dulce de dátiles* y el aceite de oliva en un recipiente mediano. Revuelve hasta que esté bien mezclado. Agrega los granos de maíz, el cebollino y la sal. Mézclalo todo bien.

Unta levemente un molde de panecillos pequeños con aceite de oliva. Llena todos los veinticuatro moldes hasta tres cuartas partes de su capacidad y hornea por quince minutos. Si usas un molde para panecillos de tamaño mediano, llena los doce y hornea durante veinte minutos.

Notas

• Utiliza 1½ cucharadas de cebollas disecadas en vez del cebollino fresco.
• Sirve con *Chile en blanco y negro*, *Chile jamaiquino*, *Sopa toscana* o *Sopa de vegetales y frijoles*.

La harina de maíz está hecha de granos de maíz secos y molidos. A veces se le llama polenta.

Aperitivos y refrigerios

Pastelillos de pacanas

RINDE: 4 porciones
TAMAÑO DE
LA PORCIÓN: 2
pastelillos

8 dátiles Medjool
8 mitades de pacanas

Quítales las semillas a los dátiles. Rellena cada dátil con la mitad de una pacana.

Notas

- Los dátiles Medjool son la variedad más grande de dátiles y los que combinan mejor con las mitades de pacanas.
- Rellena con mantequilla de almendras en vez de pacanas.

> Los dátiles Medjool se pueden describir muy bien como el dulce de la naturaleza. Se les conoce como «el rey de los dátiles» por ser excepcionalmente grandes y superdulces. En el centro poseen un carozo alargado. Una vez que se quita la semilla, puedes comer el dátil o rellenarlo con nueces o mantequilla de nuez. Para almacenarlos, colócalos en un recipiente hermético en el congelador o la heladera. Cuando se congelan, los dátiles pueden retener su calidad por más de un año.

Pesto

RINDE: 6 porciones
TAMAÑO DE LA
PORCIÓN: alrededor
de 2 cucharadas

2 cucharadas de aceite de oliva extra virgen
3 tazas de hojas de espinacas frescas, bien prensadas
¼ de taza de cebollino picado
¼ de taza de nueces o piñones
2 dientes de ajo picados
½ taza de hojas albahaca fresca, bien prensadas
¼ de cucharita de sal

Mezcla los ingredientes en un procesador de alimentos o una licuadora hasta que tengan una consistencia cremosa. Si el pesto te parece demasiado espeso, agrega un poco de agua caliente.

Notas

- Reemplaza las hojas de espinacas frescas por medio paquete (280 gramos) de espinacas cortadas congeladas (descongélalas y escúrrelas).
- Úsalo como el ingrediente principal de los *Espaguetis de alcayota al pesto*.
- Úntalo sobre rodajas de tomate fresco.
- Sírvelo con *Nachos* o *Tortillas integrales*.
- Da buen resultado como salsa para la *Pizza sin levadura con «queso» de macadamias*.

> La albahaca, el ingrediente principal del pesto, es una hierba aromática originaria de la India (no de Italia, como algunas veces se asume). La variedad más común es verde con hojas grandes y suaves.

Rodajas de tomate con aguacate y albahaca

2 tomates medianos, con cáscara y semillas, cortados en cuatro rodajas cada uno
1 aguacate pelado, sin carozo y cortado en ocho partes
Albahaca fresca o deshidratada a gusto
Sal a gusto

RINDE: 4 porciones
TAMAÑO DE LA PORCIÓN: 2 rodajas de tomate y 2 rodajas de aguacate

Pon las rodajas de aguacate sobre las de tomate y espolvorea con sal y albahaca.

Notas

- Usa orégano fresco en vez de albahaca.
- Rocía los tomates con *Aderezo italiano para ensaladas*.
- Añádele lechuga para hacer una ensalada.
- Si no lo sirves de inmediato, agrega un poco de jugo de limón o lima fresco sobre las rodajas de aguacate para impedir que se pongan negras.

> Para formar las rodajas de aguacate, córtalo a la mitad a lo largo y quítale el carozo. Con una cuchara grande, raspa hasta sacar entera la carne y luego corta horizontalmente en rodajas.

Salsa

3 ó 4 tomates grandes, con cáscara y semillas, cortados en cuartos
1 lata (280 gramos) de tomates cortados en trozos y chiles verdes, sin escurrir
½ taza de pimientos verdes picados
½ taza de pimientos rojos picados
½ taza de cebollas moradas picadas
1 pimiento serrano, sin semillas, picado
¼ de taza de cilantro o perejil fresco, picado y bien prensado
2 ó 3 dientes de ajo picados
1 cuchara de jugo de lima fresco
½ cucharadita de sal
¼ de cucharadita de comino

Coloca todos los ingredientes en un procesador de alimentos o una licuadora. Mézclalos hasta que alcance la consistencia deseada. Enfríalos al menos por una hora y deja que los sabores se fusionen.

Notas

- Úsala como una crema para acompañar verduras frescas.
- Sírvela con *Nachos*.
- Mézclala con una ensalada en vez de usar un aderezo a base de aceite.
- Da muy buen resultado como cobertura para papas asadas o la *Pizza mexicana*.
- Si prefieres una salsa más suave, ponle ¼ de cucharadita de pimiento rojo molido en vez del pimiento serrano fresco. Si te gusta la pizza superpicante, usa un pimiento más fuerte, como el jalapeño.
- Utiliza una lata (400 gramos) de tomates en trozos sin escurrir en vez de los tomates frescos.

Los pimientos serranos frescos se pueden conseguir en la sección de productos alimenticios de la mayoría de los supermercados. Escoge pimientos de un color verde vivo, evitando aquellos que están arrugados o se sienten blandos. Consérvalos en una bolsa plástica en el refrigerador por hasta dos semanas.

Las semillas y las membranas contienen la mayor parte de la capsaicina la cual les otorga su cualidad de hacer arder la boca. Manipúlalos con cuidado. Los serranos son tan picantes como para irritar la piel de las manos y puede resultar doloroso si te cae una gota de jugo en los ojos. Usa guantes desechables cuando estés trabajando con ellos y no te toques el rostro hasta que te los quites.

Semillas de calabaza picantes

RINDE: 4 porciones
TAMAÑO DE LA PORCIÓN: alrededor de ¼ de taza

Aperitivos y refrigerios

2 cucharaditas de aceite de oliva extra virgen
1 cucharadita de *Condimento para tacos* (p. 88) o chile en polvo
1 taza de semillas de calabaza (pepitas) sin tostar

Precalienta el horno a temperatura mínima (140 °C). Combina el aceite de oliva, el chile y las semillas de calabaza en un recipiente mediano. Mézclalo bien y colócalo en una bandeja para el horno de veintiocho por cuarenta y cuatro centímetros. Hornea durante una hora, revolviendo de vez en cuando. Déjalo enfriar en la bandeja antes de servirlo.

Notas

• Rocíalas sobre la *Sopa de calabaza y frijoles negros*, la *Sopa Rosemary de alverjas partidas* o la *Sopa de calabacín*.
• Utilízalas como aderezo en una ensalada.
• Para hacer que las semillas tengan sabor a ajo, sustituye el chile en polvo por media cucharadita de ajo en polvo, media cucharadita de cebolla en polvo y un cuarto de cucharadita de sal.

Las pepitas son las semillas de la calabaza sin cáscara. Son semillas chatas, color verde oscuro, con una textura gomosa y un sabor a nuez. Las que vienen sin pelar están recubiertas de una cáscara blanca. Puedes conseguirlas en la mayoría de las tiendas de comida naturista y algunos supermercados.

Ensaladas y aderezos para ensaladas

Ensaladas

Aderezos para ensaladas

Ensalada de calabaza y brócoli

900 gramos (3 tazas) de calabaza, pelada y cortada en cubos de dos centímetros

3 tazas de cogollos de brócoli cortados en piezas de dos centímetros

½ taza de frijoles negros en lata, enjuagados y escurridos

1½ cucharadas de aceite de oliva extra virgen

2 cucharadas de perejil fresco picado

¼ de cucharadita de albahaca deshidratada

¼ de cucharadita de ajo en polvo

⅛ de cucharadita de tomillo

2 cucharadas de nueces tostadas picadas para el aderezo

2 cucharadas de semillas de calabaza tostadas (pepitas) para el aderezo

RINDE: 4 porciones
TAMAÑO DE LA PORCIÓN: alrededor de 1½ tazas

Usando un recipiente para hervir al vapor, cocina la calabaza por cinco minutos. Agrega el brócoli y cocina otros doce minutos. Las verduras deben estar tiernas, pero firmes. Retíralas del vapor y colócalas en un recipiente grande. Agrega los frijoles negros. En un recipiente aparte más pequeño, mezcla el aceite, el perejil, la albahaca, el ajo en polvo y el tomillo. Viértelo encima de los vegetales y mezcla bien. Sírvelo tibio o déjalo reposar a temperatura ambiente de diez a quince minutos. Antes de servirlo, rocíales las nueces y las semillas de calabaza por encima.

Notas

- Este plato es mejor servirlo tibio, pero también se puede comer frío, recién sacado del refrigerador.
- Úsalo para acompañar una ensalada de lechuga.

El aderezo para esta ensalada es muy suave, lo suficiente como para darle una pizca de sabor. Usa ajo en polvo en vez de ajo fresco para evitar mitigar el sabor de las verduras.

Ensaladas y aderezos para ensaladas

Ensalada de espinacas

RINDE: 4 porciones
TAMAÑO DE LA
PORCIÓN: alrededor
de 1 taza

4 tazas de espinacas frescas, cortadas a mano, bien prensadas
1 taza de garbanzos en lata, enjuagados y escurridos
1 taza de zanahorias picadas
1 taza de habichuelas picadas
1 taza de tomates en trozos, con cáscara y semillas
1 taza de calabacín cortado
2 cucharadas de semillas de girasol sin tostar

Coloca las espinacas, los garbanzos, las zanahorias, las habichuelas, los tomates y el calabacín en un recipiente grande. Añádele las semillas de girasol y revuélvelo suavemente. Sírvelo con un aderezo.

Notas

• Sirve con *Aderezo de tomate y aguacate, Aderezo italiano para ensaladas* o *Aderezo de limón y tahini*.

Las semillas de girasol son una excelente fuente de vitamina E, el antioxidante más liposoluble del cuerpo.

Ensalada de fresas y espinacas

RINDE: 4 porciones
TAMAÑO DE LA
PORCIÓN: alrededor
de 1½ tazas

4 tazas de hojas de espinacas frescas, bien prensadas, sin los tallos
2 tazas de fresas cortadas en rodajas
4 cucharaditas de semillas de girasol sin tostar
1 cucharadita de semillas de sésamo
½ cucharadita de semillas de amapola
1 receta de *Aderezo de manzana y canela* (p. 121)

Coloca una taza de espinacas y media taza de fresas en cada plato de ensalada. Espolvorea cada porción con una cucharadita de semillas de girasol, un cuarto de cucharadita de semillas de sésamo y un octavo de cucharadita de semillas de amapola. Rocíalo con *Aderezo de manzana y canela* por encima y sírvelo.

Las fresas son muy perecederas, por lo tanto, no deberías lavarlas hasta el momento de comerlas o utilizarlas en una receta. No les quites los pedúnculos y hojas hasta que las hayas lavado bajo el agua fría y secado dándole golpecitos con un papel toalla. Esto impedirá que absorban agua en exceso, lo que puede afectar de forma negativa su sabor.

Ensalada de frutas atardeceres de Ozarks

RINDE: 4 porciones
TAMAÑO DE LA PORCIÓN: alrededor de 1¼ tazas

2 tazas de hojas de espinacas frescas cortadas a mano, sin los tallos, bien prensadas

2 tazas de lechuga romana cortada a mano, bien prensadas

2 tazas de gajos de naranja, cortados en cubos de dos centímetros

2 kiwis, pelados y cortados en forma de medialunas

1 taza de fresas en rodajas

½ taza de arándanos

¼ de taza de almendras tostadas cortadas bien fino

Coloca los ingredientes en un recipiente amplio y mézclalos para combinarlos. Sirve y agrégale algún aderezo a elección.

Notas

• Sirve con *Aderezo de naranja y semillas de amapola* o *Aderezo de manzana y canela.*

La inspiración para esta ensalada de frutas multicolor me llegó hace algunos veranos atrás cuando estaba sentada en mi jardín trasero mirando el sol ponerse debajo del horizonte. El cielo presentaba una increíble muestra de colores, muy hermoso y vibrante. Mientras miraba la majestuosa escena, me sobrevino el pensamiento de que el Dios que creó ese hermoso atardecer en Ozarks también me ama profundamente.

Ensaladas y aderezos para ensaladas

Ensalada de higos, pera y nueces

RINDE: 4 porciones
TAMAÑO DE LA
PORCIÓN: alrededor
de 1 taza

4 tazas de lechuga romana cortada a mano, bien prensadas
1 pera Bosc, con cáscara, cortada en rodajas finitas
¼ de taza de higos secos, cortados en cubitos
¼ de taza de nueces picadas
2 cucharadas de semillas de girasol sin tostar
1 receta de *Aderezo de manzana y canela* (p. 121)

Coloca una taza de lechuga en cada plato. Acomoda las rodajas de pera encima de cada montoncito de lechuga. Espolvorea cada ensalada con una cucharada de higos, una cucharada de nueces y media cucharada de semillas de girasol. Rocía dos cucharadas de aderezo encima de cada plato.

Notas

- Usa manzana en vez de pera, o prueba con una combinación de ambas.
- Sírvela con verduras de hoja mixtas o espinacas frescas.
- Reemplaza las nueces comunes por pacanas.

> **Los higos son frutas con forma de lágrima. Son dulces, suculentos y masticables. Dos de los tipos de higos más comunes son los Black Mission y Calimyrna.**

Ensalada de judías blancas

RINDE: 4 porciones
TAMAÑO DE LA
PORCIÓN: alrededor
de 1½ tazas

4 tazas de lechuga romana, bien prensadas
1 taza de judías Cannellini en lata, enjuagadas y escurridas
1 taza de habichuelas picadas
1 taza de tomates cherry en mitades
2 cucharadas de cebolla morada picada
2 cucharadas de albahaca fresca picada
2 cucharadas de perejil fresco picado

Coloca la lechuga en un recipiente grande y agrega las judías, las habichuelas, los tomates, la cebolla, el perejil y la albahaca. Revuélvelo y sírvelo con tu aderezo preferido.

Notas

- Sírvelo con *Aderezo de tomate y aguacate, Aderezo italiano para ensaladas* o *Aderezo de limón y tahini.*
- Utiliza espinacas o verduras de hoja verde mixtas en lugar de lechuga romana.
- Sustituye las habichuelas por espárragos cocidos y enfriados, frijoles verdes o alverjas.
- Agrégale un cuarto de taza de semillas de girasol sin tostar.

> Los frijoles Cannellini, o judías blancas, son similares en tamaño y forma a los Great Northern, y se pueden sustituir en la mayoría de las recetas en que pedimos de una u otra clase.

Ensalada de moras, aguacate y mango

RINDE: 4 porciones
TAMAÑO DE LA PORCIÓN: alrededor de 1½ tazas

4 tazas de ensalada de hojas verdes, bien prensadas
1 taza de moras
1 aguacate maduro, pelado, sin carozo y cortado en cubos de 2 centímetros
1 taza de mango, sin carozo y cortado en cubos de 2 centímetros
½ taza de pacanas en mitades
1 receta de *Aderezo de naranja y semillas de amapola* (p. 122)

En un recipiente grande, combina la ensalada de hojas verdes, las moras, el aguacate, el mango y las nueces. Revuélvelo y sírvelo con el *Aderezo de naranja y semillas de amapola.*

Notas

- Reemplaza el mango con 1 taza de duraznos, pelados, sin carozo y cortados en cubos de dos centímetros.

Ensalada de papas asadas

RINDE: 4 porciones
TAMAÑO DE LA
PORCIÓN: alrededor
de 1 taza

½ kilo de papas rojas
¼ de kilo de repollitos de Bruselas, cortados en mitades
1 taza de habichuelas frescas cortadas en piezas de dos centímetros
1½ cucharadas de aceite de oliva extra virgen, divididas
½ cucharadita de estragón
½ cucharadita de sal
⅛ de cucharadita de pimienta
¼ de taza de cebolla morada picada
¼ de taza de nueces comunes o pacanas, finamente picadas
2 tazas de lechuga romana picada

Lava bien las papas. Colócalas en una olla grande y cúbrelas con agua. Llévala al fuego hasta que comience a hervir. Reduce el fuego un poco para que las papas hiervan lentamente y cocínalas por quince minutos sin tapar. Escúrrelas y déjalas enfriar por diez minutos.

Precalienta el horno a temperatura fuerte (220 °C). Corta las papas en cuartos y ponlas en un recipiente grande, junto con los repollitos de Bruselas y las habichuelas. Agrega una cucharada de aceite de oliva, el estragón, la sal y la pimienta. Mezcla bien hasta cubrir. Coloca las verduras en una bandeja para el horno de veintiocho por cuarenta y cuatro centímetros. Hornéalas por diez minutos y revuelve. Cocínalas otros diez minutos, o hasta que las verduras estén doradas. Pásalas a un recipiente amplio y resérvalas.

Calienta media cucharada de aceite de oliva en una sartén a fuego mediano. Agrega las cebollas y las nueces y cocina hasta que las cebollas estén translúcidas. Mézclalo con las papas y verduras. Para servir, coloca media taza de lechuga en cada plato y por encima la mezcla de papas asadas y verduras.

Notas

- También puedes usar habichuelas y repollitos de Bruselas congelados. Cocínalos un poco al vapor o sumérgelos un momento en agua hirviendo antes de asarlos.
- Reemplaza las habichuelas por tallos de espárragos cortados.
- Usa espinacas frescas en vez de lechuga romana.

Los repollitos de Bruselas, miembros de la familia del repollo, contienen mucha vitamina A, C, calcio y potasio. También son una buena fuente de fibras, ya que contienen de tres a cinco gramos de fibra por taza. A diferencia de la mayoría de las verduras, los repollitos de Bruselas tienen muchas proteínas.

Ensalada de quinua

RINDE: 8 porciones
TAMAÑO DE LA PORCIÓN: alrededor de ½ taza

1½ tazas de quinua cocida
½ taza de pepino en cubos
½ taza de habichuelas cortadas
½ taza de tomate en cubos
½ taza de pimiento naranja cortado
½ taza de pimiento amarillo cortado
¼ de taza de piñones
2 cucharadas de albahaca fresca picada
2 cucharadas de perejil fresco picado
1 receta de *Aderezo italiano para ensaladas* (p. 124)
Verduras de hoja verde (opcional)

Mezcla la quinua, los vegetales, los piñones, la albahaca y el perejil. Derrama por encima el *Aderezo italiano para ensaladas*. Mezcla bien hasta combinar. Sírvelo solo o con verduras de hoja verde.

Notas

- Experimenta con diferentes combinaciones de verduras. Inténtalo con alcachofas, brócoli, apio, aceitunas negras o espárragos al vapor.
- Agrégale garbanzos.
- Usa nueces picadas en vez de piñones.
- Espárcele semillas de girasol y/o semillas de calabaza (pepitas) por encima.
- Reemplaza el *Aderezo italiano para ensaladas* por el *Aderezo de limón y tahini*.

La quinua (o quínoa) es una semilla muy pequeña que contiene una poderosa proteína para su tamaño. Se trata de una proteína completa, dado que contiene los nueve aminoácidos esenciales. Aunque parece ser un cereal y muchas veces se confunde con uno, es en realidad la semilla de una planta de hojas. La quinua también es rica en fibras y se digiere con facilidad.

Para cocinarla, coloca una taza de quinua en un colador de malla fina en el fregadero y enjuágala con agua fría. Ponla en una olla mediana y agrega una y media tazas de agua. Llévala al fuego hasta que comience a hervir. Reduce el fuego al mínimo y tápala. Déjala hervir a fuego lento semidestapada por quince minutos o hasta que casi todo el líquido se absorba. Retírala del fuego y permítele reposar durante quince minutos con la tapa puesta. Estas cantidades resultan en tres tazas de quinua cocida.

Ensalada de tacos

RINDE: 4 porciones
TAMAÑO DE LA PORCIÓN: alrededor de 1 ½ tazas

1 lata (350 gramos) de maíz en grano, escurrido
1 lata (425 gramos) de frijoles pintos, sin escurrir
¼ de cucharadita de ajo en polvo
¼ de cucharadita de sal
1 cucharada de aceite de oliva extra virgen
½ taza de cebollas cortadas en cubos
1 lata (425 gramos) de frijoles negros, enjuagados y escurridos
½ cucharada de *Condimento para tacos* (p. 88)
2 tazas de lechuga romana o lechuga iceberg cortada

Cobertura
Rodajas de aguacate, cebollino picado, aceitunas negras rebanadas bien fino, tomates en dados.

Precalienta el horno a temperatura fuerte (220 °C). Esparce los granos de maíz en una bandeja para el horno de veintiocho por cuarenta y cuatro centímetros levemente untada con aceite de oliva. Hornéalos de veinte a veinticinco minutos, o hasta que estén dorados o levemente crujientes.

Mientras que el maíz se está asando, coloca los frijoles pintos en una olla pequeña y ponla a fuego medio. Agrega el ajo en polvo y la sal. Cocínalos por diez minutos, removiendo de vez en cuando. Usando un tenedor o un pasapurés, aplasta los frijoles hasta que tengan la consistencia de unos frijoles refritos. Baja el fuego y continúa cocinando hasta que parte del líquido se haya evaporado y los frijoles estén espesos, alrededor de diez minutos más. Revuelve con frecuencia para evitar que los frijoles se peguen en la parte inferior de la olla.

Calienta el aceite de oliva en una sartén grande a fuego medio y agrega las cebollas. Cocina hasta que las cebollas estén suaves y translúcidas. Agrega los frijoles negros, los granos de maíz y el *Condimento para tacos*. Reduce el fuego y mantenlo tibio hasta que los frijoles pintos estén cocidos.

Para servir, coloca media taza de lechuga en cada plato y cubre con un cuarto de taza de frijoles pintos y media taza de mezcla de frijoles negros con maíz. Agrega los condimentos necesarios.

Notas

- Sírvelo con *Nachos*.
- En vez de asar los granos de maíz, úsalos directamente como vienen en la lata.
- Utilízala como relleno en las *Tortillas integrales*.
- Cubre cada porción con dos cucharadas de *Salsa*.

> Cocinar los granos de maíz en el horno les otorga una textura más crocante y un sabor levemente dulce.

Ensalada de tomate, hinojo y pepino

3 tazas de tomates cherry, cortados en mitades (480 gramos)
1 taza de pepinos pelados, cortados en cubos
1 taza de bulbo de hinojo cortado
¼ de taza de cebollino picado
2 cucharadas de perejil fresco picado
1 cucharada de aceite de oliva extra virgen
¼ de cucharada de semillas de hinojo tostadas

RINDE: 8 porciones
TAMAÑO DE LA PORCIÓN: alrededor de ½ taza

Combina todos los ingredientes en un recipiente grande. Refrigéralos de dos a cuatro horas. Sírvelo frío.

Notas

- Agrégale albahaca fresca picada.
- Añádele trocitos de aguacate.
- Sustituye las semillas de hinojo por semillas de girasol sin tostar.
- Sírvela encima de lechuga romana cortada o espinacas.
- Rocíala con *Aderezo italiano para ensaladas*.

> Las semillas de hinojo saben a anís y a menudo se emplean en la cocina italiana. Son conocidas por ayudar a aliviar los problemas digestivos y en algunos países se emplean como un refrescante bucal después de comer.

Ensalada de vegetales marinados

RINDE: 8 porciones
TAMAÑO DE LA
PORCIÓN: alrededor
de ½ taza

1 receta de *Calabacín marinado* (p. 152)
2 tazas de cogollos de brócoli, cortados en pedacitos
1½ tazas de zanahorias cortadas en cubos
2 cucharadas de perejil fresco picado (opcional)

Prepara el *Calabacín marinado* tal como dice la receta y colócalo en un recipiente grande. Cocina al vapor o hierve el brócoli y la zanahoria hasta que estén blandos, pero firmes. Agrégales el brócoli y las zanahorias (escúrrelos primero si es que los herviste) al calabacín y mézclalos bien. Añade perejil si lo deseas. Cúbrelo y déjalo reposar a temperatura ambiente por una hora.

Notas

- Agrega alcachofas, alverjas cocidas, champiñones, aceitunas negras y/o pimientos rojos (morrones) asados.
- Este plato queda más sabroso cuando se prepara con anticipación y se guarda en el refrigerador toda la noche. Llévalo a la temperatura ambiente antes de servir.

> Las verduras levemente cocidas al vapor (de cinco a quince minutos, dependiendo de la clase de verdura), en vez de ser cocinadas

demasiado en la estufa o la parrilla, retienen la mayor parte de sus vitaminas y son más fáciles de digerir. Cocinar al vapor también hace emerger los azúcares naturales de los vegetales, lo cual intensifica su sabor.

Ensalada mediterránea de frijoles negros

2 latas (400 gramos) de frijoles negros, enjuagados y escurridos
1 taza de pimientos verdes cortados finos
1 taza de pimientos rojos cortados finos
1 taza de tomates con cáscara y semillas cortados finos
1 taza de aguacate cortado en cubos (aproximadamente medio aguacate)
½ taza de cebolla picada
¼ de taza de perejil o cilantro fresco picado

Aderezo
2 cucharadas de jugo fresco de lima
1 cucharada de aceite de oliva extra virgen
2 dientes de ajo molidos
½ cucharadita de sal

RINDE: 12 porciones
TAMAÑO DE LA PORCIÓN: alrededor de ½ taza

Coloca los frijoles, los pimientos, los tomates, los aguacates, las cebollas y el perejil en un recipiente grande. En uno más pequeño, combina el jugo de lima, el aceite de oliva, el ajo y la sal. Bátelo hasta que todo esté bien combinado y derrámalo sobre la ensalada. Revuelve bien hasta cubrir. Refrigera de dos a cuatro horas para que los sabores se fundan. Luego sírvelo.

Notas

- Si no tienes perejil fresco a mano, usa una cucharada de perejil deshidratado.
- Sírvelo con lechuga romana u hojas de espinaca.

Los pimientos de color brillante, ya sean verdes, rojos, naranjas o amarillos, son una excelente fuente de vitaminas A y C, dos poderosos antioxidantes.

Ensaladas y aderezos para ensaladas

Mega ensalada griega

RINDE: 6 porciones
TAMAÑO DE LA
PORCIÓN: alrededor
de 1 taza

4 tazas de lechuga romana cortada a mano
1 taza de alcachofas en lata, escurridas
1 taza de tomates cherry rebanados
1 taza de rodajas de pepino, peladas y cortadas en cuartos
1 taza de aceitunas negras rebanadas fino
½ taza de pimiento verde cortado en cuadrados
½ taza de cebolla morada cortada en rodajas finas
½ taza de perejil fresco picado

Aderezo
¼ de taza de aceite de oliva extra virgen
¼ de taza de jugo de limón fresco
2 cucharaditas de orégano deshidratado
½ cucharadita de sal
⅛ de cucharadita de pimienta

Coloca la lechuga en un recipiente grande. Agrega las alcachofas, los tomates cherry, el pepino, las aceitunas, los pimientos, las cebollas y el perejil.

En un recipiente pequeño, combina el aceite de oliva, el jugo de limón, el orégano, la sal y la pimienta. Justo antes de servir, bate bien hasta mezclar y derrama el aderezo encima de la ensalada. Revuélvelo bien y sirve.

Notas

- Si no tienes perejil fresco a mano, agrégale una cucharada de perejil deshidratado al aderezo de ensalada.

Una ensalada griega tradicional por lo general contiene pedacitos de queso feta. ¡Sin embargo, no extrañarás en absoluto el queso feta en esta fantástica ensalada!

Aderezo de limón y tahini

¼ de taza de aceite de oliva extra virgen

2 cucharadas de jugo de limón fresco

2 cucharadas de tahini

1 diente de ajo molido

1 cucharada de albahaca fresca picada o ½ cucharadita de albahaca deshidratada

1 cucharada de perejil fresco picado o ½ cucharadita de perejil deshidratado

RINDE: 8 porciones
TAMAÑO DE LA
PORCIÓN: alrededor
de 1 cucharada

Coloca todos los ingredientes en una licuadora y mézclalos. Refrigéralo hasta que esté bien frío.

Notas

- Úsalo como aderezo para la *Ensalada de quinua*, *Ensalada de espinacas*, *Ensalada de judías blancas* o cualquier ensalada de lechuga.
- El tahini es una pasta consistente hecha de semillas de sésamo molidas. Constituye un alimento básico en el Medio Oriente y se puede conseguir en las tiendas de comida naturista y la mayoría de las cadenas de supermercados.

El limón estará fresco por una semana mientras se guarde a temperatura ambiente, a resguardo de la exposición solar. Si no vas a usarlos dentro de ese período, conviene guardarlos en el refrigerador, donde se mantendrán por más o menos cuatro semanas.

Aderezo de manzana y canela

¼ de taza de aceite de oliva extra virgen

¼ de taza de jugo de manzana sin endulzar

1 cucharada de jugo de limón fresco

1 cucharada de cebolla morada en cuadritos

¼ de cucharadita de canela

RINDE: 8 porciones
TAMAÑO DE LA
PORCIÓN: alrededor
de 1 cucharada

Coloca todos los ingredientes en un frasco de vidrio con tapa y agítalos bien. Refrigera hasta que esté listo para usar.

Nota

- Úsalo como aderezo para la *Ensalada de frutas atardeceres de Ozarks* o *Ensalada de espinacas y fresas*.
- Espárcelo sobre fruta fresca.

> La canela viene en dos formas: en rama o en polvo. Debes guardarla en un lugar seco, fresco y oscuro. La canela molida puede conservarse por hasta seis meses, mientras que la que viene en rama se mantendrá fresca por casi un año si la guardas de ese modo. Puedes extender su vida útil almacenándola en el refrigerador. Para comprobar si aun está fresca, huélela. Si no huele dulce, deberías desecharla.

Aderezo de naranja y semillas de amapola

RINDE: 8 porciones
TAMAÑO DE LA PORCIÓN: alrededor de 1 cucharada

¼ de taza de aceite de oliva extra virgen
¼ de taza de jugo de naranja
2 cucharadas de jugo de limón fresco
1 cucharada de cebolla morada en cuadritos
½ cucharadita de semillas de amapola
½ cucharadita de ralladura de cáscara de naranja
⅛ de cucharadita de semillas de mostaza molida
⅛ de cucharadita de sal

Coloca todos los ingredientes en un frasco con tapa y agítalos bien. Refrigéralos hasta que tengas que usarlo.

Notas

- Sirve con *Ensalada de moras, aguacate y mango* o con *Ensalada de frutas atardeceres de Ozarks*.
- Úsalo en cualquier ensalada de lechuga.

> La cáscara es la parte más externa y colorida de las frutas cítricas. A menudo se utiliza para realzar el sabor en ciertas recetas. El tejido blanco interior o la membrana que recubre la cáscara tiene un sabor amargo y desagradable, por eso debes evitar rallarlo junto con la corteza.

Aderezo de tomate y aguacate

1 aguacate sin carozo

1 taza de tomates con cáscara y semillas, cortado en cubos

2 cucharadas de aceite de oliva extra virgen

1 diente de ajo molido

2 cucharadas de perejil fresco picado o 1½ cucharaditas de perejil deshidratado

1 cucharada de albahaca fresca picada o 1 cucharadita de albahaca deshidratada

¼ de cucharadita de sal

RINDE: 16 porciones
TAMAÑO DE LA PORCIÓN: alrededor de 1 cucharada

Corta el aguacate por la mitad y quítale el carozo. Usa una cuchara grande para separar la cáscara de la pulpa. Colócalo en una licuadora con el resto de los ingredientes. Bátelos hasta que tengan una consistencia cremosa. Es suficiente para preparar una taza.

Notas

• Úsalo como aderezo para *Ensalada de espinacas* o cualquier ensalada de lechuga.

• Sírvelo con verduras frescas.

• Agrégale agua si deseas un aderezo menos espeso.

Un aguacate verde madurará en pocos días si lo colocas en una bolsa de papel a temperatura ambiente. Cuando la fruta madura, la cáscara se va poniendo más oscura. Los aguacates no deben guardarse en el refrigerador hasta que no estén maduros. Una vez que lo están, pueden mantenerse refrigerados hasta por una semana.

Ensaladas y aderezos para ensaladas

Aderezo italiano para ensaladas

RINDE: 8 porciones
TAMAÑO DE LA
PORCIÓN: alrededor
de 1 cucharada

½ taza de aceite de oliva extra virgen
2 cucharadas de jugo de limón fresco
1 diente de ajo molido
1 cucharadita de albahaca deshidratada
½ cucharadita de orégano deshidratado
¼ de cucharadita de sal

Coloca todos los ingredientes en una licuadora y mézclalos hasta combinarlos. Refrigéralo hasta que esté bien frío.

Notas

- Sírvelo con *Ensalada de quinua, Ensalada de espinacas* o *Ensalada de judías blancas.*
- Úsalo con cualquier ensalada de lechuga.
- Rocíalo sobre *Rodajas de tomate con aguacate y albahaca.*

Cuando se trata de la cocina, no todos los aceites son iguales. El aceite de oliva es uno de los más saludables para el corazón, ya que la grasa monoinsaturada que contiene ayuda a reducir el riesgo de ataques cardíacos al bajar el nivel de colesterol en sangre. Cuando selecciones un aceite de oliva, asegúrate de elegir uno extra virgen, pues es el menos procesado.

Sopas

Caldo de verduras

RINDE: 8 porciones
TAMAÑO DE LA
PORCIÓN: alrededor
de 1 taza

8 tazas de agua
1 cebolla cortada en cuartos
2 zanahorias, con cáscara y cortadas en trocitos de cinco centímetros
2 tallos de apio cortados en trocitos de cinco centímetros, con las hojas incluidas
1 papa colorada, con cáscara y cortada en trocitos de cinco centímetros
4 champiñones rebanados
⅛ de taza de perejil fresco o ½ cucharada de perejil deshidratado
2 dientes de ajo molidos
1 hoja de laurel
1 cucharadita de tomillo seco
1 cucharadita de sal
6 granos de pimienta

Coloca todos los ingredientes en una cazuela grande y ponlos al fuego vivo hasta que hiervan. Reduce el calor y déjalos hervir a fuego lento por alrededor de cuarenta y cinco minutos. Cuélalo, déjalo enfriar y llévalo al refrigerador. Úsalo como base para sopas.

Notas

- Experimenta con otras hierbas y especias, tales como la albahaca, el comino, el orégano o el ají molido.
- Coloca las verduras coladas en un procesador de alimentos y muélelas hasta que se haga una pasta cremosa. Agrégala a las sopas para espesarlas.
- Otras verduras que puedes utilizar son: puerro, chirivía (pastinaca), espinacas, tomate, nabo y calabacín.

> Las hojas de laurel, que tienen una fragancia y un sabor distintivos, son un maravilloso agregado a cualquier sopa, salsa o guiso. Las hojas frescas o secas se usan por lo general enteras y luego se desechan antes de servir.

Chile chipotle

1 cucharada de aceite de oliva extra virgen

1 taza de cebolla morada picada

2 dientes de ajo molidos

2 tazas de agua o *Caldo de verduras* (p. 126)

1 lata (425 gramos) de frijoles negros, enjuagados y escurridos

1 lata (425 gramos) de judías Cannellini, enjuagadas y escurridas

1 lata (425 gramos) de frijoles colorados, enjuagados y escurridos

1 lata (425 gramos) de frijoles pintos, enjuagados y escurridos

1 lata (400 gramos) de tomates en trozos sin escurrir

1 cucharada de jugo de lima fresco

1 cucharadita de aderezo chile chipotle

1 cucharadita de sal

RINDE: 8 porciones
TAMAÑO DE LA
PORCIÓN: alrededor
de 1 taza

Calienta el aceite de oliva extra virgen a fuego medio en una cacerola grande o una sartén profunda. Agrega las cebollas y cocínalas hasta que estén suaves y translúcidas. Añade el ajo y cocínalo por treinta segundos, revolviendo bien para que no se queme. Adiciona el agua o caldo, los frijoles, los tomates, el jugo de lima, el chile chipotle y la sal. Llévalo al punto de hervor. Reduce el fuego y tápalo. Déjalo hervir a fuego lento por treinta minutos.

Notas

• Sírvela con *Cuadrados de polenta gratinados* o *Nachos*.

• Agrégale una taza de arroz integral cocido.

> Una lima producirá más jugo cuando se conserva a temperatura ambiente. Si la refrigeras, colócala en un recipiente con agua tibia por varios minutos cuando vayas a usarla. Antes de cortarla, haz rodar la lima bajo la palma de tu mano sobre una superficie lisa a fin de ablandarla y extraer mejor el jugo.

Chile en blanco y negro

RINDE: 8 porciones
TAMAÑO DE LA
PORCIÓN: alrededor
de 1 taza

1 cucharada de aceite de oliva extra virgen
1 taza de cebolla picada
1 diente de ajo molido
4 tazas de agua o *Caldo de verduras* (p. 126)
3 latas (425 gramos) de frijoles negros, enjuagados y escurridos
3 latas (425 gramos) de frijoles Great Northern, enjuagados y escurridos
1 cucharada de chile en polvo
½ cucharadita de comino
½ cucharadita de sal

Calienta el aceite de oliva en una cacerola grande a fuego mediano. Añade las cebollas y cocínalas hasta que estén suaves y translúcidas. Agrega el ajo y cocínalo por treinta segundos, revolviéndolo constantemente para que no se queme. Adiciona el agua o caldo, los frijoles, el chile en polvo, el comino y la sal. Llévalo al punto de hervor. Luego, reduce el fuego y déjalo hervir a fuego lento sin tapar por treinta minutos.

Notas
• Usa frijoles Navy en vez de Great Northern.
• Sírvelo con *Panecillos de maíz* o *Nachos*.

> Enjuagar y escurrir los frijoles en lata ayuda a eliminar el sodio agregado.

Chile jamaiquino

RINDE: 4 porciones
TAMAÑO DE LA
PORCIÓN: alrededor
de 1¼ tazas

1 cucharada de aceite de oliva extra virgen
1 taza de cebollas picadas
1½ tazas de pimiento amarillo picado, sin semillas
2 dientes de ajo molidos
1 taza de agua o *Caldo de verduras* (p. 126)
1 lata (425 gramos) de frijoles negros, enjuagados y escurridos
1 lata (425 gramos) de judías Cannellini, enjuagadas y escurridas
1 lata (425 gramos) de frijoles colorados, enjuagados y escurridos

1 lata (400 gramos) de tomates en trozos sin escurrir
1 cucharadita de comino
1 cucharadita de pimentón
½ cucharadita de sal
¼ de cucharadita de perejil fresco picado

Calienta el aceite de oliva extra virgen a fuego medio en una cacerola grande y cocina las cebollas hasta que estén suaves y translúcidas. Agrega el pimiento amarillo y el ajo. Cocina hasta que el pimiento esté blando, revolviendo con frecuencia. Añade el agua o caldo, los frijoles, los tomates, el comino, el pimentón y la sal. Llévalo al punto de hervor. Reduce el fuego y tápalo. Déjalo hervir a fuego lento por treinta minutos. Rocíalo con perejil picado justo antes de servir.

Notas

- Para lograr un chile más picante, agrégale jalapeno cortado en dados o chile en polvo.
- Sírvelo con *Cuadrados de polenta gratinados* o *Panecillos de maíz*.
- Utiliza garbanzos en vez de judías Cannellini.
- Agrega más verduras como zanahoria, apio o calabacín.

El pimentón es un condimento rojo picante hecho con pimientos deshidratados. Dependiendo de cómo fue elaborado, la intensidad del sabor del pimentón puede ir de suave a muy picante. Las variedades más rojas tienden a ser más dulces, mientras que las que tiran más a marrón por lo general son muy picantes.

Minestrone de frijoles negros

1 cucharada de aceite de oliva extra virgen
½ taza de cebolla picada
1 taza de zanahorias picadas
2 tallos de apio cortados en rodajitas
2 dientes de ajo molidos
4 tazas de agua o *Caldo de verduras* (p. 126)
1 lata (425 gramos) de frijoles negros, enjuagados y escurridos

RINDE: 6 porciones
TAMAÑO DE LA PORCIÓN: alrededor de 1¼ tazas

1 taza de habichuelas frescas o congeladas, cortados en piezas de 2 centímetros

1 taza de tomates cortados en cubos, con cáscara y semillas

1 taza de espinacas frescas picadas o ½ taza de espinacas congeladas, descongeladas

2 cucharadas de albahaca fresca picada o 1½ cucharaditas de albahaca deshidratada

2 cucharadas de perejil fresco picado o 1½ cucharaditas de perejil deshidratado

½ cucharadita de sal

⅛ de cucharadita de pimienta

Calienta el aceite de oliva en una cacerola grande a fuego mediano. Cocina las cebollas, las zanahorias y el apio hasta que estén suaves. Agrega el ajo y cocínalo por treinta segundos, revolviéndolo constantemente para que no se queme. Añade el agua o caldo, los frijoles negros, las habichuelas, los tomates, las espinacas, la albahaca, la sal y la pimienta. Llévalo al punto de hervor. Sin tapar, hierve a fuego lento por más o menos veinte minutos para dejar que los sabores se fusionen. Espolvoréale perejil picado justo antes de servir.

Notas

- Sírvelo con *Cuadrados de polenta gratinados* o *Panecillos de maíz*.
- Agrégale cebada, arroz integral o fideos de harina integral.
- Otras verduras para añadirle son: maíz, alverjas, papas, calabaza y/o calabacín.
- Para obtener un sabor más fuerte a tomate, agrega media taza de salsa de tomate.
- Usa una lata (400 gramos) de tomate en trozos en vez de tomate fresco.

> El término minestrón proviene de la palabra italiana minestra, que se refiere a una sopa consistente. Las sopas minestrone por lo general constan de una base de tomate con frijoles, cebolla, apio, puré de tomates o tomates en cubos y zanahoria.

Sopa cremosa de papas

1 cucharada de aceite de oliva extra virgen
½ taza de cebolla picada
1 taza de zanahoria picada
1 taza de apio picado
2 dientes de ajo molidos
4 tazas de agua o *Caldo de verduras* (p. 126)
3 papas coloradas grandes, peladas y cortadas en cubos (alrededor de 5 tazas)
1 hoja de laurel
1 cucharadita de sal
½ cucharadita de tomillo
⅛ de cucharadita de pimienta
½ taza de leche de almendra sin endulzar
2 cucharadas de perejil fresco picado o 1 cucharadita de perejil deshidratado

RINDE: 6 porciones
TAMAÑO DE LA
PORCIÓN: alrededor
de 1 taza

Sopas

Calienta el aceite de oliva extra virgen a fuego medio en una cacerola grande. Agrega las cebollas, las zanahorias y el apio, cocinándolas hasta que las verduras estén tiernas. Añade el ajo y cocina por treinta segundos, revolviendo constantemente para que no se queme.

Adiciona el agua o caldo, las papas, la hoja de laurel, la sal, el comino y la pimienta. Llévalo al punto de hervor. Reduce el fuego y tápalo. Déjalo hervir a fuego lento por treinta minutos o hasta que las papas estén blandas. Coloca la mitad de la mezcla de papas en un procesador de alimentos o una licuadora. (Deberás hacerlo en dos tandas, porque si superas la mitad de la licuadora, la sopa caliente podría hacer saltar la tapa). Vierte de nuevo la mezcla en la cacerola. Agrega la leche de almendras y el perejil. Cocínala hasta que esté bien caliente y sirve.

Notas

- Rocíale cebollino picado por encima a cada porción.
- Hazla más cremosa poniendo toda la mezcla de papas en un procesador de alimentos o una licuadora.
- Usa leche de arroz o soja en vez de leche de almendras.

Las papas blancas son un alimento rico en carbohidratos, y aunque eso casi siempre se considera malo, las papas son en verdad bastante buenas. Sus carbohidratos complejos le proveen al cuerpo su principal fuente de energía. Además, son ricas en fibra, potasio y vitamina C.

Sopa de arroz, frijoles y batata

RINDE: 8 porciones
TAMAÑO DE LA PORCIÓN: alrededor de 1¼ tazas

8 tazas de agua o *Caldo de verduras* (p. 126)
3 tazas (450 gramos) de batatas peladas y cortadas en cubos
1 lata (425 gramos) de frijoles negros, enjuagados y escurridos
2 tazas de arroz integral cocido
½ taza de apio picado
½ taza de cebolla picada
2 cucharadas de perejil fresco picado o 2 cucharaditas de perejil deshidratado
1 hoja de laurel
1 cucharadita de tomillo
1 cucharadita de sal
⅛ de cucharadita de pimienta

Coloca todos los ingredientes en una cazuela grande. Llévalo al punto de hervor. Reduce el fuego y déjalo hervir por veinte minutos. Deshecha la hoja de laurel. Coloca la mitad de la sopa en un procesador de alimentos y bátela hasta que esté cremosa. (Tal vez tengas que hacerlo en dos tandas, porque llenar la licuadora hasta más de la mitad podría provocar que la sopa caliente hiciera saltar la tapa). Regresa el contenido a la cazuela. Cocínalo por diez minutos más.

Notas

- Usa judías Cannellini, Navy o Great Northern en vez de frijoles negros.
- Reemplaza el arroz integral por arroz salvaje o usa una combinación de ambos.

La diferencia entre el arroz integral y el blanco no radica simplemente en el color. El proceso que produce el arroz integral remueve solo la capa exterior —la cascarilla— del grano de arroz y es menos dañino para su valor nutricional. Todo el proceso de molienda y refinado que convierte el arroz integral en arroz blanco destruye el 67% de la vitamina B3, el 80% de la vitamina B1, el 90% de la vitamina B6, la mitad del manganeso y el fósforo, el 60% del hierro, y toda la fibra alimenticia y los ácidos grasos esenciales. Por lo tanto, la opción más saludable es siempre el arroz integral.

Sopa de calabacín

650 gramos de calabacín sin cáscara
2 cucharadas de aceite de oliva extra virgen, separadas
½ taza de cebolla picada
2 dientes de ajo molidos
4 tazas de agua
1 lata (425 gramos) de garbanzos, enjuagados y escurridos
½ cucharada de perejil deshidratado
1 cucharadita de sal
Semillas de girasol o de calabaza tostadas para espolvorear

RINDE: 6 porciones
TAMAÑO DE LA PORCIÓN: alrededor de 1 taza

Corta el calabacín en cubos de dos centímetros y ponlos aparte. Calienta una cucharada de aceite de oliva extra virgen a fuego medio en una olla grande. Agrega las cebollas y el ajo y cocínalos hasta que las cebollas estén suaves y translúcidas. Añade el calabacín y revuélvelo con una cucharada de aceite de oliva. Cocina de tres a cinco minutos, removiendo con frecuencia. Agrega las cuatro tazas de agua. Reduce el fuego y deja hervir la sopa lentamente durante quince minutos.

Usa una espumadera (cucharón con agujeros) para sacar el calabacín y las cebollas de la cacerola. Colócalos en un procesador de alimentos o una licuadora y bátelos hasta que la mezcla esté cremosa. (Tal vez tengas que hacerlo en dos tandas, ya que si llenas la procesadora hasta más de la mitad, la mezcla caliente puede hacer saltar la tapa). Devuelve el puré de verduras a la cacerola.

Coloca los garbanzos en la procesadora de alimentos con media taza de la sopa de la cacerola y muélelos hasta que estén cremosos. Agrega la mezcla de garbanzos a la cacerola. Añade la albahaca y la sal. Cocina otros quince minutos. Sírvela con semillas de girasol y calabaza tostadas.

Notas

- Para una sopa más consistente y con más textura, agrega otra lata de garbanzos y déjala sin procesar.
- Usa orégano deshidratado en vez de albahaca.
- Prepara el doble de esta receta y congela la mitad para un uso posterior.

> El calabacín es un tipo de calabaza que se asemeja al pepino en forma y tamaño. Tiene una cáscara suave y fina de color verde o amarilla y puede tener rayas o manchas. Su pulpa tierna es blanca cremosa, y contiene numerosas semillas.

Sopa de calabaza y batata (camote)

RINDE: 6 porciones
TAMAÑO DE LA PORCIÓN: alrededor de 1 taza

½ cucharada de aceite de oliva extra virgen
½ taza de cebolla picada
4 tazas de agua o *Caldo de verduras* (p. 126)
450 gramos de calabaza, pelada y cortada en cubos de dos centímetros
450 gramos de batatas, peladas y cortadas en cubos de dos centímetros
1 cucharadita de jengibre fresco molido o ½ cucharadita de jengibre en polvo
½ cucharadita de sal
⅛ de cucharadita de pimienta de Jamaica
⅛ de cucharadita de canela
⅛ de cucharadita de nuez moscada

Calienta el aceite de oliva en una cacerola a fuego mediano y agrega las cebollas. Cocínalas hasta que estén suaves y translúcidas. Agrega el agua o caldo y los ingredientes restantes y llévalos al punto de hervor. Reduce el fuego y tápalo. Déjalo hervir a fuego lento por treinta minutos o hasta que las verduras estén tiernas.

Saca las verduras con una espumadera y colócalas en un procesador de alimentos o una licuadora. Muélelas hasta que estén cremosas. (Tal vez tengas que hacerlo en dos tandas, ya que si llenas la procesadora hasta más de la mitad, la mezcla caliente puede hacer saltar la tapa). Regresa la crema al fuego y mezcla bien. Usa un batidor de alambre si es necesario para suavizar la textura. Cocínala por otros cinco o diez minutos y sirve.

Notas

- Si prefieres una textura más espesa, pulsa el botón de la procesadora solo un par de veces en vez de licuarlos hasta hacerlos puré.
- Usa puerros picados en vez de cebollas (solo las partes blancas y verde claro).

> La calabaza almizclera o cidra es una calabaza con forma de reloj de arena. Tiene una cáscara beige dura no comestible y una pulpa naranja vivo de sabor dulce.

Sopa de calabaza y frijoles negros

1 cucharada de aceite de oliva extra virgen
1 taza de cebolla picada
2 dientes de ajo molidos
4 tazas de agua o *Caldo de verduras* (p. 126)
3 latas (425 gramos) de frijoles negros, enjuagados y escurridos
1 lata (400 gramos) de tomates en trozos sin escurrir
1 lata (425 gramos) de calabaza
1½ cucharaditas de comino
1½ cucharaditas de sal
⅛ de cucharadita de pimienta
Semillas de calabaza picantes (p. 107) (opcional)

RINDE: 8 porciones
TAMAÑO DE LA PORCIÓN: alrededor de 1 taza

Calienta el aceite de oliva en una cacerola grande a fuego mediano y agrega las cebollas. Cocínalas hasta que estén suaves y translúcidas. Agrega el ajo y cocínalo por treinta segundos, revolviéndolo constantemente para que no se queme.

Añade el agua o caldo, dos tazas de frijoles negros, la calabaza, el comino, la sal y la pimienta. Coloca los tomates y los frijoles negros restantes en un procesador de alimentos o una licuadora y muélelos hasta obtener una pasta cremosa. Agrégalo a la mezcla de la sopa y caliéntalo hasta el punto de hervor. Reduce el fuego y hiérvelo a fuego lento por más o menos treinta minutos. Rocía *Semillas de calabaza picantes* por encima de cada porción.

Notas

- Para lograr una sopa más masticable, coloca solo dos tazas de frijoles negros en la procesadora y no introduzcas los tomates en trozos.
- Usa chile en polvo o *Condimento para tacos* en vez de comino.

> A fin de preparar tu propio puré de calabaza fresco, corta una calabaza a la mitad, quítale el pedúnculo, las semillas y las fibras. Coloca las mitades boca abajo en una fuente para el horno. Agrégale un centímetro de agua tibia al recipiente para ayudar a mantener la humedad de la pulpa.
>
> Cocina a fuego muy fuerte (230 ºC) durante cuarenta y cinco minutos o una hora, o hasta que puedas traspasar la cáscara con un tenedor. Saca la calabaza del horno y déjala reposar hasta que esté lo suficiente tibia como para manipularla. Retira la cáscara con una cuchara. Coloca la pulpa en un procesador de alimentos y bátela hasta que forme una crema, o aplástala con un pasapurés. Puedes usar este puré en cualquier receta que solicite calabaza en lata.

Sopa de frijoles carita y papa

RINDE: 6 porciones
TAMAÑO DE LA PORCIÓN: alrededor de 1 taza

1 cucharada de aceite de oliva extra virgen
1 taza de cebolla picada
1 taza de zanahoria en rodajas
1 taza de apio picado
2 dientes de ajo molidos
4 tazas de agua o *Caldo de verduras* (p. 126)
1 lata (425 gramos) de frijoles carita, enjuagados y escurridos
2 tazas de papas rojas, peladas y cortadas en cubos
2 cucharadas de perejil fresco picado o 2 cucharaditas de perejil deshidratado
½ cucharada de cebollino deshidratado
½ cucharadita de sal
⅛ de cucharadita de pimienta de cayena
⅛ de cucharadita de pimienta

Calienta el aceite de oliva en una cacerola a fuego mediano. Agrega la cebolla, la zanahoria y el apio. Cocina hasta que las verduras estén suaves. Agrega el ajo y cocínalo por treinta segundos revolviéndolo constantemente para evitar que se queme. Añade el agua o caldo, los frijoles carita, las papas, el perejil, el cebollino, la sal, la pimienta de cayena y la pimienta. Llévalo al punto de hervor. Reduce el fuego y déjalo hervir por treinta minutos a fuego lento, con la cacerola tapada.

Notas

- En vez de frijoles carita, usa las variedades de judías Great Northern, Cannellini o Navy.

Los frijoles carita son frijoles de color crema con un punto negro en un lado.

Sopa de lentejas con canela y comino

6 tazas de agua o *Caldo de verduras* (p. 126)
1 taza de lentejas secas, seleccionadas y enjuagadas
1 lata (425 gramos) de garbanzos, enjuagados y escurridos
½ taza de zanahoria cortada en dados
½ taza de cebolla morada picada
½ cucharadita de canela
½ cucharadita de comino
¼ de cucharadita de sal

RINDE: 6 porciones
TAMAÑO DE LA PORCIÓN: alrededor de 1 taza

Lleva el agua o caldo al punto de hervor. Agrega las lentejas, los garbanzos, las zanahorias, las cebollas, la canela, el comino y la sal. Hierve a fuego lento con la olla semidestapada por treinta minutos y luego sirve.

Notas

- Para seleccionar las lentejas, espárcelas sobre una bandeja para el horno de veintiocho por cuarenta y cuatro centímetros Aparta las que están descoloridas y deformes, así como cualquier partícula no deseada. Coloca las lentejas buenas en un colador y enjuágalas con agua fría.
- Agrégale arroz integral cocido a la sopa.
- Muele la mitad de la sopa en un procesador de alimentos.

Parece que no fuera posible que la canela y el comino se llevaran bien, pero de veras se complementan de maravillas en esta sopa de lentejas.

Sopa de tacos

RINDE: 8 porciones
TAMAÑO DE LA
PORCIÓN: alrededor
de 1 taza

1 cucharada de aceite de oliva extra virgen
½ taza de cebolla picada
4 tazas de agua o *Caldo de verduras* (p. 126)
1 lata (400 gramos) de tomates en trozos sin escurrir
1 lata (425 gramos) de frijoles negros, enjuagados y escurridos
1 lata (425 gramos) de frijoles pintos, enjuagados, escurridos y en puré
1 lata (425 gramos) de maíz en grano, enjuagado y escurrido
2 tazas de polenta cocida o ½ taza de polenta seca
1 cucharada de *Condimento para tacos* (p. 88)
1 cucharadita de sal
⅛ de cucharadita de pimienta
Nachos (p. 101)

Calienta el aceite de oliva en una cacerola grande a fuego mediano y agrega las cebollas. Cocínalas hasta que estén suaves y translúcidas. Agrega el agua o caldo, los tomates, los frijoles negros, los frijoles pintos hechos puré, el maíz, la polenta, el *Condimento para tacos*, la sal y la pimienta. Llévalo todo al punto de hervor. Reduce el fuego y hiérvelo a fuego lento por más o menos treinta minutos. Sírvelo con *Nachos*.

Notas
- Reemplaza la polenta por una y media tazas de arroz integral.
- Agrega una porción de *Guacamole con un extra de energía*.
- Coloca el maíz en un procesador de alimentos y pulsa unas cuantas veces a fin de lograr una textura más cremosa.
- Usa frijoles colorados en vez de negros o pintos.

Colocar una cebolla un momentito en el congelador antes de cortarla puede reducir el efecto de derramamiento de lágrimas que la misma produce. El componente sulfúrico que hace que tus ojos lloren no reacciona tan rápidamente cuando la cebolla está fría. Sin embargo, no la congeles por más de ocho o diez minutos, porque de lo contrario el sabor se verá afectado.

Sopa de tomate y albahaca

RINDE: 4 porciones
TAMAÑO DE LA PORCIÓN: alrededor de 1¼ tazas

½ cucharada de aceite de oliva extra virgen
½ taza de cebollas picadas
3 latas (400 gramos) de tomates en trozos sin escurrir
½ taza de agua
1 diente de ajo molido
1 cucharadita de albahaca deshidratada
1 cucharadita de sal
⅛ de cucharadita de pimienta
Semillas de calabaza (pepitas) tostadas (opcional para espolvorear)
Semillas de girasol tostadas (opcional para espolvorear)

Calienta el aceite de oliva en una sartén grande y profunda a fuego mediano. Agrega las cebollas y cocínalas hasta que estén suaves y translúcidas. Añade los tomates, el agua, el ajo, la albahaca, la sal y la pimienta. Cocina todo por veinte minutos. Transfiérelo a un procesador de alimentos o una licuadora. Muélelo hasta que esté cremoso. (Tal vez tengas que hacerlo en dos tandas, porque llenar la procesadora hasta más de la mitad podría provocar que la sopa caliente hiciera saltar la tapa). Regresa el contenido a la sartén y cocínalo por otros cinco o diez minutos más. Espolvorea con semillas de calabaza y girasol tostadas, si así lo deseas.

Notas
• Reemplaza las cebollas con media taza de puerros picados (la parte blanca y verde clara solamente).

Aunque esta receta solicita tomates en lata, también puedes usar en cambio tomates frescos maduros (pelados o sin pelar). Colócalos en la procesadora de alimentos y muélelos hasta que alcancen la consistencia deseada.

Sopa de vegetales y frijoles

RINDE: 8 porciones
TAMAÑO DE LA
PORCIÓN: alrededor
de 1¼ tazas

1 cucharada de aceite de oliva extra virgen

½ taza de cebolla picada

½ taza de zanahoria picada

½ taza de apio picado

1 diente de ajo molido

6 tazas de agua

1 lata (225 gramos) de salsa de tomate

1 lata (400 gramos) de frijoles colorados, enjuagados y escurridos

1 lata (425 gramos) de frijoles carita, enjuagados y escurridos

1 lata (400 gramos) de habichuelas cortadas al estilo francés, escurridas

1 taza de calabaza de verano (calabacín) con cáscara

½ cucharada de chile en polvo

1 hoja de laurel

1 cucharadita de sal

⅛ de cucharadita de pimienta

2 cucharadas de perejil fresco picado

Calienta el aceite de oliva en una cacerola grande a fuego mediano. Agrega las cebollas y el apio. Cocina hasta que las verduras estén suaves y translúcidas. Añade el ajo y cocínalo por treinta segundos, revolviéndolo constantemente para que no se queme. Adiciona el agua y todos los ingredientes restantes excepto el perejil. Llévalo al punto de hervor y luego reduce el fuego. Déjalo hervir destapado a fuego lento por treinta minutos. Deshecha la hoja de laurel y rocíalo con perejil antes de servir.

Notas

• Usa dos tazas de judías verdes francesas en vez de las habichuelas en lata. Las habichuelas francesas se asemejan a las regulares. Sin embargo, son un poco más alargadas y además no tienen hilos. (¡Un excelente beneficio!). Cuando se cocinan levemente, las francesas son más tiernas, crocantes y sabrosas, con un toque de dulzor.

> **Las sopas caseras son una excelente manera de ingerir tu porción diaria recomendada de verduras.**

Sopa de zanahoria, manzana y jengibre

½ cucharada de aceite de oliva extra virgen
½ taza de cebolla picada
1 diente de ajo molido
1 cucharada de jengibre fresco molido
6 tazas de agua o *Caldo de verduras* (p. 126)
900 gramos de zanahorias, peladas y cortadas en rodajitas de dos centímetros
2 tazas de manzanas peladas y picadas
1 hoja de laurel
½ cucharadita de tomillo en polvo
1 cucharadita de sal

RINDE: 8 porciones
TAMAÑO DE LA PORCIÓN: alrededor de 1 taza

Calienta el aceite de oliva extra virgen a fuego medio en una cacerola grande. Agrega las cebollas y cocínalas hasta que estén suaves y translúcidas. Añade el ajo y el jengibre. Cocínalo por treinta segundos, revolviendo bien para que el ajo no se queme. Adiciona el agua o caldo, las zanahorias, las manzanas, la hoja de laurel, el tomillo y la sal. Llévalo al punto de hervor. Reduce el fuego y tápalo. Déjalo hervir a fuego lento por veinte minutos o hasta que las zanahorias estén blandas. Cuando esté listo, desecha la hoja de laurel.

Muele la sopa en un procesador de alimentos o una licuadora, teniendo cuidado de no llenar hasta más de la mitad por vez (para que la sopa caliente no haga saltar la tapa). Cuando esté cremosa, regrésala a la cacerola y cocínala otros diez minutos más.

Notas

• Si te gusta esta combinación de sabores y tienes una juguera, prueba el *Expreso oriente.*

• Usa una cucharadita de jengibre en polvo si no tienes jengibre fresco.

> Para quitarle la cáscara a la raíz de jengibre, pélala con un cuchillo de mondar. El jengibre puede cortarse en rebanadas, tiras finas, o también molerse.

Sopa Rosemary de alverjas partidas

RINDE: 6 porciones
TAMAÑO DE LA
PORCIÓN: alrededor
de 1 taza

1 cucharada de aceite de oliva extra virgen
1 taza de zanahoria en rodajas
1 taza de cebolla picada
2 dientes de ajo molidos
6 tazas de agua o *Caldo de verduras* (p. 126)
2 tazas de alverjas partidas deshidratadas
1 cucharadita de romero molido deshidratado
1 hoja de laurel
1 cucharadita de sal

Coloca las alverjas partidas en un colador y enjuágalas bien. Selecciónalas y saca las defectuosas y toda partícula indeseada. Ponlas aparte. Calienta el aceite de oliva en una cacerola grande a fuego medio. Agrega las zanahorias y las cebollas. Cocínalas hasta que las cebollas estén suaves y translúcidas. Añade el ajo y cocínalo por treinta segundos, removiéndolo todo el tiempo para evitar que se queme. Adiciona el agua o caldo, las alverjas, el romero, el laurel y la sal. Llévalo al punto de hervor y luego reduce el fuego al mínimo. Déjalo hervir por treinta minutos tapado o levemente destapado.

Saca las alverjas y los vegetales y deshecha la hoja de laurel. Transfiérelos a un procesador de alimentos o una licuadora. Procésalos hasta que esté cremoso. (Tal vez tengas que hacerlo en dos tandas, porque llenar la procesadora hasta más de la mitad podría provocar que la sopa caliente haga saltar la tapa). Regresa el contenido a la cacerola. Cocínalo durante cinco minutos más y sirve.

Notas
- Rocía con semillas de calabaza (pepitas) tostadas y/o semillas de girasol.

Las alverjas partidas son una buena fuente de fibra que reduce el colesterol, lo que ayuda a estabilizar los niveles de azúcar en la sangre.

Sopa toscana

1 cucharada de aceite de oliva extra virgen
1 taza de cebolla picada
1 taza de zanahoria picada
2 dientes de ajo molidos
6 tazas de agua o *Caldo de verduras* (p. 126)
1 taza de lentejas secas, seleccionadas y enjuagadas
1 lata (425 gramos) de judías Cannellini, enjuagadas y escurridas
1 lata (400 gramos) de tomates en trozos sin escurrir
½ paquete (285 gramos) de espinacas congeladas, descongeladas
½ cucharada de romero picado deshidratado
1 hoja de laurel
1 cucharadita de sal
⅛ de cucharadita de pimienta

RINDE: 8 porciones
TAMAÑO DE LA
PORCIÓN: alrededor
de 1¼ tazas

Calienta el aceite de oliva en una olla grande a fuego mediano. Agrega la cebolla y la zanahoria y cocínalas hasta que la cebolla esté suave y translúcida. Añade el ajo y cocínalo por treinta segundos, revolviéndolo constantemente para que no se queme. Adiciona el agua o caldo, las lentejas, las judías Cannellini, los tomates, las espinacas, el romero, el laurel, la sal y la pimienta. Llévalo al punto de hervor y luego reduce el fuego. Déjalo hervir a fuego lento durante veinte o veinticinco minutos semidestapado. Deshecha la hoja de laurel antes de servir.

Notas

• Reemplaza las judías Cannellini por garbanzos.
• Agrégale una taza de arroz integral (añade más caldo o agua si fuera necesario).
• Sirve con *Cuadrados de polenta gratinados* o *Panecillos de maíz*.
• A fin de seleccionar las lentejas, espárcelas sobre una bandeja para el horno de veintiocho por cuarenta y cuatro centímetros. Busca las que están descoloridas y deformes, y elimina toda partícula no deseada. Coloca las lentejas buenas en un colador y enjuágalas con agua fría.

Las lentejas son legumbres diminutas, redondas y achatadas. De todas las legumbres son las que más proteínas y fibras poseen. Vienen en una variedad de colores, desde marrones hasta verdes, y también las hay amarillas y rojas. Las lentejas se usan en sopas, ensaladas, o como guarnición.

Verduras

Alcachofas con salsa de tomate

RINDE: 12 porciones
TAMAÑO DE LA
PORCIÓN: alrededor
de ½ taza

1 lata (395 gramos) de corazones de alcachofas, reservando ¼ de taza del jugo
1 cucharada de aceite de oliva extra virgen
1 taza de cebolla picada
2 dientes de ajo molido
3 latas (400 gramos) de tomates en trozos, sin escurrir
½ cucharada de albahaca deshidratada
½ cucharada de perejil deshidratado
1 cucharadita de orégano deshidratado
¼ de cucharadita de sal
1 pizca de pimienta de cayena

Coloca las alcachofas en un procesador de alimentos y pulsa un poquito para trozarlas en piezas más pequeñas. Ponlas aparte. Calienta el aceite de oliva en una cacerola grande y cocina las cebollas hasta que estén suaves y translúcidas. Agrega el ajo y cocínalo por treinta segundos, revolviéndolo constantemente para que no se queme. Añade los tomates, las alcachofas, el jugo reservado, la albahaca, el perejil, el orégano, la sal y la pimienta de cayena. Llévalo al punto de hervor y luego reduce el calor. Cocínalo a fuego lento por treinta minutos.

Notas

- Sírvelo con arroz integral, lentejas, quinua, alcayota (calabaza cabello de ángel) o pasta integral.
- Agrégale col picada, champiñones o espinacas.
- Rocíalo con aceitunas negras picadas.

Comprar alcachofas frescas puede resultar intimidante. ¡Sus hojas duras parecen bastante cortantes! Sin embargo, si eres tan valiente como para elegir este vegetal tan gracioso, la recompensa será el corazón sabroso y tierno que se halla en su interior. El corazón de la alcachofa es la sección central carnosa más apta para comer. A fin de preparar una alcachofa, enjuágala bien debajo del chorro de agua fría, retira los pétalos duros exteriores y corta aproximadamente los dos centímetros superiores y el tallo. Si lo deseas, también recorta las puntas de las hojas con una tijera. (A algunas personas les gusta la apariencia de los pétalos recortados, pero en realidad esto no es necesario para quitar las espinas, porque las mismas se suavizan con la cocción). Sumérgela en con jugo de limón o frótala con este para preservar el color.

Alverjas saltadas con ajo y puerros

3 tazas de agua
450 gramos de alverjas frescas o congeladas
1 cucharada de aceite de oliva extra virgen
½ taza de puerros picados (solo las partes blancas y verde claro)
2 dientes de ajo molidos
½ cucharadita de sal
⅛ de cucharadita de pimienta

RINDE: 6 porciones
TAMAÑO DE LA PORCIÓN: alrededor de ½ taza

En la estufa, calienta agua a fuego mediano hasta que hierva. Coloca las alverjas en el agua hirviendo y tapa la olla. Dales un segundo hervor. Reduce el fuego y déjalas hervir un mínimo de seis a ocho minutos. Mientras las alverjas se están cocinando, calienta el aceite de oliva en una sartén pequeña a fuego mediano. Agrega los puerros y el ajo y cocínalos de tres a cinco minutos, revolviéndolos constantemente. Cuela las alverjas y agrégales los puerros, la sal y la pimienta.

Notas

• Usa cebolla cortada en trocitos en vez de puerros.
• Agrégale albahaca u orégano.
• Cuece al vapor las alverjas por ocho o diez minutos en vez de hervirlas.

Los puerros, que parecen cebollinos gigantes, están emparentados con la familia de la cebolla, pero tienen un sabor más dulce. Poseen un tallo largo y cilíndrico con un bulbo blanco pequeño. Cuando selecciones puerros, busca los más esbeltos y rectos. Las hojas verdes deben lucir frescas. Evita llevar puerros cuyas hojas estén amarillentas o mustias.

Aros de calabaza «delicata»

RINDE: 4 porciones
TAMAÑO DE LA PORCIÓN: alrededor de 5-6 aros

2 calabazas delicata (de 750 gramos a 1 kilo), con cáscara
1 cucharada de aceite de oliva extra virgen
½ cucharadita de perejil deshidratado
¼ de cucharadita de tomillo deshidratado
¼ de cucharadita de sal
⅛ de cucharadita de pimienta

Precalienta el horno a temperatura fuerte (220 ºC). Corta la calabaza en aros de uno y medio centímetros. Quítales las semillas y la pulpa a cada aro y deséchalas. (Una cucharita pequeña te servirá). Unta levemente con aceite de oliva una fuente para el horno de veintiocho por cuarenta y cuatro centímetros y coloca los aros en ella. No los superpongas. Vierte el aceite de oliva, el perejil, el tomillo, la sal y la pimienta en un recipiente grande. Combínalos bien y cubre con la mezcla la calabaza. Hornéala por quince minutos. Dales vuelta a los aros y hornéalos otros diez minutos más o hasta que estén dorados y blandos.

Notas

- En vez de calabaza delicata puedes usar calabaza bellota. Pélala y córtala en trozos o cubos grandes antes de hornearla.

> La calabaza delicata, también conocida como calabaza cacahuate o calabaza batata, es una calabaza oblonga con una cáscara color crema y rayas verdes. Tiene un sabor suave y bastante dulce, y una textura cremosa, similar a la de las batatas (camotes).

Berenjena con salsa de tomate

RINDE: 12 porciones
TAMAÑO DE LA PORCIÓN: alrededor de ½ taza

700 gramos de berenjena, sin cáscara y cortada en cubos de dos centímetros
1 cucharada de sal
1 cucharada de aceite de oliva extra virgen, dividida
½ taza de cebolla en cubitos
1 diente de ajo molido
1 lata (800 gramos) de tomate triturado

1 lata (400 gramos) de tomate en trozos, sin escurrir
2 cucharadas de perejil fresco picado
2 cucharaditas de albahaca deshidratada
1 cucharadita de orégano deshidratado
1 hoja de laurel
⅛ de cucharadita de pimienta

Precalienta el horno a temperatura moderada (180 °C). Coloca los cubos de berenjena en un colador grande en la pileta de lavar y rocíalos con sal. Usa tus manos para revolver un poco las berenjenas, de modo que los trozos queden bien cubiertos. Déjalos escurrir por unos treinta minutos. En una cacerola grande, calienta media cucharada de aceite de oliva a temperatura media. Cocina las cebollas de tres a cinco minutos o hasta que estén suaves y translúcidas. Agrega el ajo y cocínalo por treinta segundos, revolviéndolo constantemente para que no se queme. Añade el tomate triturado, el perejil, el orégano, la albahaca, la hoja de laurel y la pimienta. Déjalo hervir tapado lentamente por treinta minutos a fuego mínimo.

Seca las berenjenas con toallas de papel, dándoles palmaditas suaves. Calienta media cucharada de aceite de oliva en una sartén grande y cocina las berenjenas, revolviéndolas constantemente. (Tal vez tengas que hacerlo en dos tandas si no tienes una sartén lo suficiente grande como para cocinarlas todas de una vez). Cuando las berenjenas estén doraditas, colócalas en una bandeja para el horno de veintiocho por cuarenta y cuatro centímetros previamente untada con aceite de oliva. Retira la hoja de laurel de la mezcla de tomate y vuélcala sobre las berenjenas. Hornéalo destapado por treinta minutos.

Notas

• Úsalo como salsa para arroz integral, lentejas, alcayota (calabaza cabello de ángel) o fideos de harina integral.

• Rocíalo con aceitunas negras.

• Agrégale col picada o espinacas a la salsa.

• Para obtener una salsa más cremosa, colócala en un procesador de alimentos o una licuadora hasta que alcance la consistencia deseada.

• Reemplaza los tomates triturados por dos latas (400 gramos) de tomates en trozos.

La berenjena es miembro de la familia de las solanáceas, la cual incluye también a los tomates, el ají dulce y la papa. Su cáscara brillosa es de un color violeta oscuro y la pulpa es color crema con un agradable dejo amargo. La textura esponjosa de la berenjena le otorga su sabor a carne.

Brochetas de verduras gratinadas

RINDE: 8 porciones
TAMAÑO DE
LA PORCIÓN: 1
brocheta

Marinado
2 cucharadas de aceite de oliva extra virgen
2 cucharadas de jugo de limón o piña
1 cucharada de salsa de soja
1 diente de ajo molido
¼ de cucharadita de jengibre molido

Verduras
16 tomates cherry
16 champiñones sin los tallos
1 pimiento verde cortado en trocitos de cinco centímetros (más o menos 1 taza)
1 pimiento amarillo o naranja cortado en trocitos de cinco centímetros (más o menos 1 taza)
1 taza de cebolla cortada en trocitos de cinco centímetros
1 taza de calabacín cortado en trocitos de cinco centímetros
8 pinchos de metal o madera (sumerge los de madera en agua por quince minutos antes de usarlos, así no se quemarán)

Prepara el marinado en un recipiente pequeño y resérvalo.

Ensarta los vegetales en los pinchos de forma alternada. Coloca los pinchos en una bandeja para el horno de veintidós por treinta y tres centímetros y embadúrnalos con el marinado. Cúbrelos y déjalos reposar a temperatura ambiente por treinta minutos. Si te sobra marinado, resérvalo para cubrir las verduras cuando se estén cocinando.

Precalienta el gratinador. Coloca en él los pinchos a temperatura media y gratínalos por diez minutos o hasta que estén listos, volteándolos ocasionalmente si fuera necesario.

Notas

- Usa *Aderezo italiano para ensaladas* o *Aderezo de naranja y semillas de amapola* como marinado.
- Otras verduras ideales son el pepino, las aceitunas, las papas o el calabacín amarillo.

> Si usas un gratinador de horno (no una parrilla) no precisas remojar los pinchos.

Brócoli a la italiana

2-3 racimos de brócoli cortados en ramilletes con tallos de 3 centímetros (alrededor de 6 tazas)
1 cucharada de aceite de oliva extra virgen
2 tazas de tomates cherry cortados a la mitad
1 taza de hinojo picado
⅓ taza de cebolla picada
1 diente de ajo molido
2 cucharadas de albahaca fresca picada o 1½ cucharaditas de albahaca deshidratada
2 cucharadas de piñones tostados

RINDE: 6 porciones
TAMAÑO DE LA PORCIÓN: alrededor de 1 taza

Cuece al vapor los brócolis durante diez o doce minutos o hiérvelos por siete minutos. Colócalos aparte. Calienta el aceite en una sartén grande a fuego mediano. Agrega los tomates, el hinojo, la cebolla, el ajo y la albahaca. Cocínalo todo por diez minutos, revolviéndolo con frecuencia. Antes de servir, agrega el brócoli y los piñones y revuelve. Cocínalos hasta que esté caliente y luego sírvelo.

Notas

- Reemplaza el hinojo por pepinos o calabacín.

> El brócoli es uno de los vegetales más nutritivos que puedes consumir. Contiene vitamina C, vitamina A (mayormente como betacaroteno), ácido fólico, calcio y fibra. El brócoli además es una rica fuente de una variedad de bioquímicos conocidos por combatir el cáncer.

Brócoli y coliflor a la sartén

RINDE: 8 porciones
TAMAÑO DE LA
PORCIÓN: alrededor
de 1 taza

1 cucharada de aceite de oliva extra virgen
½ taza de cebolla picada
3 tazas de ramilletes de brócoli
3 tazas de ramilletes de coliflor
1 cucharada de orégano fresco o 1 cucharadita de orégano deshidratado
½ cucharadita de sal

Calienta el aceite en una sartén grande a fuego mediano. Agrega las cebollas y cocínalas de tres a cinco minutos, hasta que estén suaves y translúcidas. Añade el brócoli y la coliflor. Revuelve las verduras varias veces para cubrirlas con el aceite de oliva. Espolvoréalas con el orégano y la sal. Tapa la sartén y cocínalas de siete a ocho minutos, revolviéndolas con frecuencia. Cuando estén listas para servirlas, las verduras deben estar doraditas y blandas, pero firmes.

Notas

• Rocíalas con *Salsa de tomate clásica.*
• Agrégales un diente de ajo molido.
• Usa albahaca en vez de orégano.

> El brócoli es una excelente fuente de vitamina C y calcio. Media taza de brócoli cocido picado aporta la misma cantidad de vitamina C que media taza de jugo de naranja. La coliflor es también una fuente de vitamina C y proveedora de potasio. Al combinar estos dos superalimentos, obtienes un plato altamente rico en nutrientes.

Calabacín marinado

RINDE: 8 porciones
TAMAÑO DE LA
PORCIÓN: alrededor
de ½ taza

1 kilogramo de calabacín con cáscara
1½ cucharadas de aceite de oliva extra virgen
1 diente de ajo molido
1½ cucharaditas de orégano deshidratado
½ cucharadita de sal

⅛ de cucharadita de pimienta
1 cucharadita de jugo de limón fresco

Precalienta el horno a fuego muy fuerte (240 °C). Recorta los extremos del calabacín y divídelo en dos a lo largo. Secciónalo en rodajas con el disco de rebanar de la procesadora de alimentos. También puedes usar la cuchilla mandolina o cortarlos a mano. Coloca las rebanadas en un recipiente grande. Agrega el aceite de oliva extra virgen y revuelve hasta que se cubran. Añade el ajo, el orégano, la sal y la pimienta. Revuelve de nuevo.

Coloca el calabacín en dos bandejas para el horno de veintiocho por cuarenta y cuatro centímetros, tratando de separar las piezas tanto como sea posible. Hornéalo por diez minutos, dales la vuelta y luego cocínalo otros cinco minutos. Los bordes del calabacín deben quedar doraditos y crocantes.

Retíralos del horno y ponlos en un plato grande. Rocíalos con jugo de limón. Tápalos y déjalos reposar al menos una o dos horas. Sírvelo a la temperatura ambiente.

Notas
- Úsalo como base para la *Ensalada de vegetales marinados*.
- Espolvoréalo con piñones antes de servirlo.
- Reemplaza la mitad del calabacín por calabaza de verano.

> El calabacín marinado es la receta que inspiró la creación de mi blog, el cual al final llevó a la publicación de este libro. Podrás ver por qué es una de mis recetas preferidas.

Calabaza bellota con manzanas

½ kilogramo de calabaza bellota con cáscara
3 tazas de rodajas de manzanas
2 tazas de jugo de manzana sin endulzar
¼ de cucharadita de canela
¼ de taza de nueces tostadas picadas

RINDE: 4 porciones
TAMAÑO DE LA PORCIÓN: alrededor de 1 taza

Precalienta el horno a temperatura moderada (180 °C). Corta la calabaza en aros transversales. Deshecha las semillas y la pulpa. Colócala en una bandeja para el horno de veintidós por treinta y tres centímetros. Distribuye las rodajas de manzana encima de la calabaza. Mezcla la canela con el jugo de manzana y derrámalo encima de los aros de calabaza y manzana. Hornea por quince minutos. Dale la vuelta y hornea durante otros quince o veinte minutos. Retira la calabaza del jugo y quítale la cáscara. Corta cada aro en cubos de dos centímetros. Para servir, coloca media taza de calabaza, media taza de manzanas y una cucharada de jugo de manzana en cada plato. Rocíalo con una cucharada de nueces.

Notas

- Mezcla el jugo de manzana sobrante con avena, o úsalo para preparar *Aderezo de manzana y canela*.
- Reemplaza las nueces por almendras picadas o pacanas.
- Rocíalo con coco rallado sin endulzar.

> Cuando elijas una calabaza bellota, escoge una firme y pesada para su tamaño, sin ninguna mancha o grieta. Guárdala en un lugar fresco y seco, a salvo de las temperaturas extremas y la luz solar. Idealmente, las calabazas deben guardarse en el refrigerador solo una vez que hayan sido cortadas o cocidas, porque sufrirán a temperaturas menores de 10 °C.

Cazuela de puré de papas y maíz

RINDE: 12 porciones
TAMAÑO DE LA
PORCIÓN: alrededor
de ½ taza

1 kilogramo de papas rojas, peladas y cortadas en cubos
¼ de taza de leche de almendras o leche de soja sin endulzar
1 lata (400 gramos) de granos de maíz escurridos
2 cucharadas de perejil fresco picado
1 cucharadita de sal
⅛ de cucharadita de pimienta
½ cucharada de aceite de oliva extra virgen
½ taza de cebolla picada
½ taza de cebollino (las partes verdes solamente)
2 dientes de ajo molidos

Cobertura

¼ de taza de harina de maíz (polenta)

½ cucharada de aceite de oliva extra virgen

½ cucharadita de ajo en polvo

Hierve o cocina al vapor las papas hasta que estén blandas (alrededor de veinte minutos). Vierte la leche de almendras y aplástalas hasta hacer un puré. Coloca los granos de maíz en la procesadora de alimentos y muélelos por diez segundos. Mezcla el maíz con las papas y agrega el perejil, la sal y la pimienta.

Precalienta el horno a temperatura moderada (190 °C). Calienta el aceite de oliva y cocina las cebollas y los cebollinos hasta que estén suaves y translúcidos. Agrega el ajo y cocínalo por treinta segundos, revolviéndolo constantemente para que no se queme. Añade la mezcla de papas y revuélvelo todo bien. Engrasa moderadamente una fuente para el horno de veintidós por treinta y tres centímetros con aceite de oliva y esparce la mezcla en la fuente. En un recipiente pequeño, usa un tenedor para mezclar la harina de maíz, el aceite de oliva y el ajo en polvo hasta que estén bien unidos. Rocíalos por encima de la fuente y hornéalo por treinta minutos.

Notas

- Reemplaza el cebollino por una o dos cucharadas de cebolla verde o media cucharada de cebolla verde deshidratada.
- Agrégale una taza de brócoli cocido al vapor cortado en trocitos.
- Cúbrelo con aceitunas rebanadas.
- Agrégale una lata (100 gramos) de chiles verdes picados y escurridos.

Las papas contienen más potasio que ninguna otra verdura, e incluso que una banana. Una porción de cien gramos con la cáscara incluida contiene 720 miligramos, bastante más que los siguientes alimentos altos en potasio: brócoli (540 mg. por porción), bananas (400 mg. por porción), tomates (360 mg. por porción) y naranjas (260 mg. por porción). El potasio es necesario para el crecimiento corporal, el mantenimiento de las células, las funciones nerviosas y la contracción normal de los músculos, incluyendo el músculo del corazón.

Col rizada con tomate y cebolla

RINDE: 6 porciones
TAMAÑO DE LA
PORCIÓN: alrededor
de ½ taza

110 gramos (alrededor de 6 tazas) de col rizada, sin los tallos y cortada en trozos grandes
1 cucharada de aceite de oliva extra virgen
1 taza de cebolla cortada en rodajas bien finitas, «de polo a polo» (ver *Notas*)
2 dientes de ajo molidos
3 tazas de tomates picados, con cáscara y semillas
1 cucharadita de albahaca deshidratada
1 cucharadita de orégano deshidratado
½ cucharadita de sal
Piñones (opcional)

En una sartén grande, calienta el aceite de oliva extra virgen a fuego medio. Agrega las cebollas y el ajo. Pon los tomates en un recipiente amplio y apriétalos con tus manos para que salga algo del jugo. Coloca los tomates y su jugo en la sartén junto con las cebollas y el ajo, cocinándolos por quince minutos. Agrega la col, la albahaca, el orégano y la sal. Tapa la olla y deja que todo hierva lentamente de cinco a siete minutos o hasta que la col se haya ablandado. Rocíalo con piñones por encima si te gustan. Sírvelo enseguida.

Notas

- Para cortarla en rebanadas «de polo a polo», o en medios anillos, piensa que la cebolla es la Tierra. Corta el extremo de la raíz (el polo sur) y el del tallo (polo norte). Quítale la cáscara externa. Pica la cebolla a la mitad desde el polo sur hasta el polo norte, haciendo una serie de cortes perpendiculares a la línea del Ecuador.
- Sírvelo sobre arroz integral cocido, lentejas o quinua.
- Agrégale media taza de judías Cannellini o garbanzos.
- Usa hojas de espinacas frescas en vez de col.

La col rizada es un miembro de hojas verdes de la familia de los repollos, al igual que el brócoli, los repollitos de Bruselas, la coliflor y los nabos. Las distintas variedades son la repollada, la ornamental y la dinosaurio, todas las cuales difieren en sabor, textura y apariencia.

La col repollada tiene hojas rizadas y un tallo fibroso, siendo por lo general de un verde fuerte. Tiene un sabor picante con un toque amargo. Las hojas de la col rizada ornamental pueden ser de color verde, blanco o morado, poseyendo un sabor más suave y una textura más tierna. La variedad dinosaurio, o la col rizada lacinato, posee hojas de un verde azulado que tienen un gusto más dulce y delicado que la col repollada.

Delicia de alverjas y zanahorias

1 cucharada de aceite de oliva extra virgen
½ taza de cebolla picada
1 diente de ajo molido
1 taza de zanahorias cocidas en rebanadas
1 taza de alverjas cocidas
½ cucharadita de sal
¼ de cucharadita de eneldo en polvo

RINDE: 4 porciones
TAMAÑO DE LA PORCIÓN: alrededor de ½ taza

Calienta el aceite de oliva en una sartén a fuego medio. Agrega las cebollas y cocínalas hasta que estén suaves y translúcidas. Añade el ajo, las zanahorias y las alverjas. Adiciona la sal y el eneldo, cocinándolo todo hasta que esté bien caliente. Sírvelo de inmediato.

Desde nuestra niñez nos han hablado de lo buenas que son las zanahorias. Ellas constituyen una fuente excelente de betacarotenos y compuestos antioxidantes que nos ayudan a protegernos contra las enfermedades cardiovasculares y el cáncer, y además promueven la buena visión. Sin embargo, muchas personas no se dan cuenta de que las alverjas también poseen mucho poder nutritivo. Aunque son muy pequeñas, contienen ocho vitaminas, siete minerales, fibra alimenticia y proteínas.

Espaguetis de alcayota al pesto

1 kilogramo de alcayota (calabaza cabello de ángel)
1 receta de *Pesto* (p. 104)

RINDE: 6 porciones
TAMAÑO DE LA PORCIÓN: alrededor de ½ taza

Precalienta el horno a temperatura moderada (190 °C). Con un tenedor, pincha la calabaza por todas partes y colócala en una bandeja para el horno. Cocínala durante una hora y retírala de la estufa.

Déjala que se enfríe de unos diez a quince minutos antes de cortarla a la mitad y quitarle las semillas. Pasa el tenedor a lo largo de la pulpa a fin de separarla en hilos largos. Coloca las hebras en un recipiente grande.

Agrega suficiente *Pesto* como para cubrirlas. Mézclalo todo bien y sírvelo de inmediato.

Notas

- Reemplaza la alcayota por fideos de harina integral.
- Si el *Pesto* ha estado guardado en el refrigerador, asegúrate de entibiarlo antes de agregárselo a la alcayota para que se fusionen mejor.

> La calabaza alcayota es un alimento fabuloso. En mi opinión es uno de los vegetales más singulares que Dios ha creado. Después de cocinarla, la pulpa de la calabaza se parece a delgados espaguetis. Cada vez que la como, recuerdo lo creativo que es nuestro Dios.

Espárragos asados al estragón

RINDE: 6 porciones
TAMAÑO DE LA PORCIÓN: alrededor de 6-7 espárragos delgados o 3-4 gruesos

½ kilogramo de tallos de espárragos recortados (36-40 finos o 18-20 gruesos)
½ cucharada de aceite de oliva extra virgen
½ cucharadita de estragón deshidratado
½ cucharadita de ajo en polvo
¼ de cucharadita de sal

Precalienta el horno a temperatura fuerte (230 °C). Engrasa levemente una fuente para el horno de veintiocho por cuarenta y cuatro centímetros con aceite de oliva. Unta los espárragos con aceite también. Combina el estragón, el ajo y la sal en un recipiente pequeño. Espolvoréalos sobre los tallos de espárragos y luego revuélvelo para que se cubran bien. Hornéalos por quince minutos.

Notas

- Reemplaza el estragón por albahaca, orégano o romero.

> No todos los espárragos son iguales. Por lo general encontrarás dos clases distintas: los de tallos finos y los de tallos gruesos. Los más finos son más jóvenes y no han alcanzado la madurez. Como todavía están en crecimiento, contendrán una gran cantidad de fibra, haciendo su textura más dura y masticable que los más grandes y gruesos. Yo he usado las dos clases de espárragos en esta receta y de forma habitual prefiero los más gruesos... ipara no tener que trabajar tanto antes de disfrutarlos! Usa los espárragos luego de un día o dos de comprados a fin de obtener un mejor sabor. Guárdalos en el refrigerador envueltos en una toalla de papel húmeda.

Habichuelas con nueces tostadas

450 gramos de habichuelas frescas o congeladas
½ cucharada de aceite de oliva extra virgen
½ cucharadita de sal
¼ de cucharadita de estragón
⅛ de cucharadita de pimienta
2 cucharadas de nueces tostadas finamente rebanadas

RINDE: 6 porciones
TAMAÑO DE LA PORCIÓN: alrededor de ½ taza

Lava bien las habichuelas frescas y recórtales las puntas. Córtalas en trocitos. Si usas una olla a vapor, cocínalas por alrededor de veinte minutos. Si las hierves, cubre las habichuelas con agua fría en una olla grande y llévala al punto de hervor. Reduce el fuego y cocínalas a fuego lento hasta que estén blandas, pero firmes (aproximadamente de ocho a diez minutos). Cuela las habichuelas y agrega el aceite de oliva extra virgen, la sal, el estragón, la pimienta y las nueces. Sirve de inmediato.

Notas

- Remplaza las nueces comunes por pacanas.

Las nueces son insuperables comparadas a otros frutos secos porque son las únicas con una cantidad importante de ácido alfalinolénico, la fuente vegetal de ácidos grasos Omega-3. Los ácidos grasos Omega-3 ayudan a reducir la inflamación del cuerpo, promueven células membranosas saludables y previenen el desarrollo del cáncer.

Habichuelas con rayos de sol

RINDE: 6 porciones
TAMAÑO DE LA PORCIÓN: alrededor de ½ taza

450 gramos de habichuelas frescas o congeladas
1 pimiento amarillo, sin semillas y sin el centro
½ cucharada de aceite de oliva extra virgen
¼ de taza de cebolla picada
½ cucharadita de eneldo deshidratado
½ cucharadita de sal
⅛ de cucharadita de pimienta

Cuece al vapor las habichuelas alrededor de veinte minutos o hasta que estén blandas, pero firmes (o hiérvelas en una olla grande de ocho a diez minutos). Mientras se están cocinando, ralla en la procesadora el pimiento amarillo (usa el suplemento para triturar) o hazlo a mano. Cuela todo el líquido existente y ponlo aparte.

Cuando las habichuelas estén cocidas, calienta el aceite de oliva en una sartén grande a fuego mediano. Agrega las cebollas y el pimiento amarillo. Cocínalos hasta que las cebollas estén suaves y translúcidas. Añade las habichuelas, el eneldo, la sal y la pimienta. Revuélvelo todo bien y sírvelo de inmediato.

La inspiración para esta receta me llegó una tardecita de marzo, cuando el clima se estaba poniendo más cálido y yo padecía de un caso severo de fiebre estival. Cuando preparé las habichuelas para la cena, decidí agregarle un toque primaveral en vez de servirlas sin nada. Mi esposo le dio un vistazo a mi nuevo mejunje y de inmediato lo bautizó «Habichuelas con rayos de sol».

Verduras

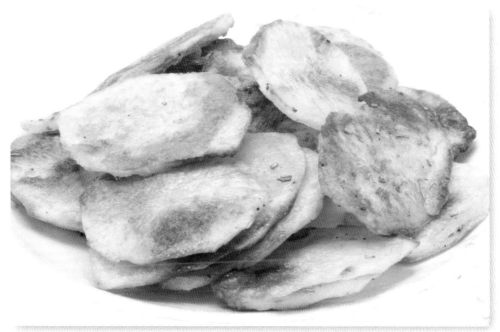

Papas españolas asadas (p. 163)

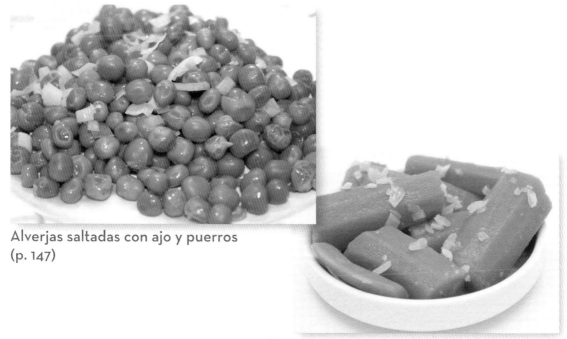

Alverjas saltadas con ajo y puerros
(p. 147)

Zanahorias tiernas con jengibre y ajo (p. 169)

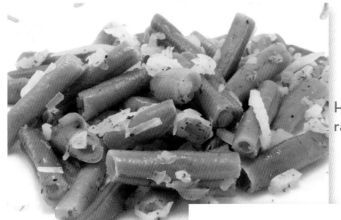

Habichuelas con
rayos de sol (p. 160)

Brochetas de verduras
gratinadas (p. 150)

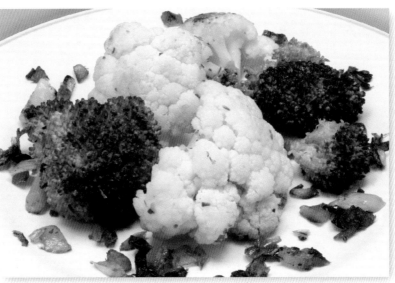

Brócoli y coliflor a la sartén (p. 152)

Nabos a la Rosemary (p. 161)

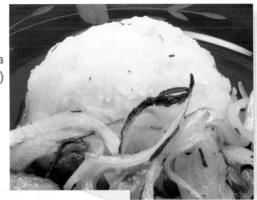

Verduras de Yukon asadas (p. 168)

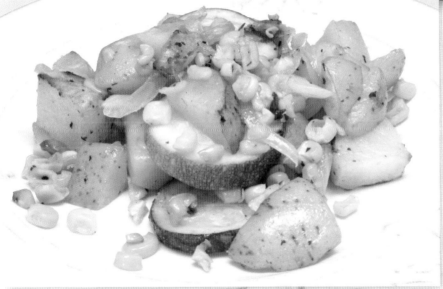

Calabacín marinado (p. 152)

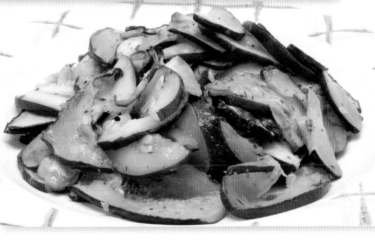

Verduras

Platos principales

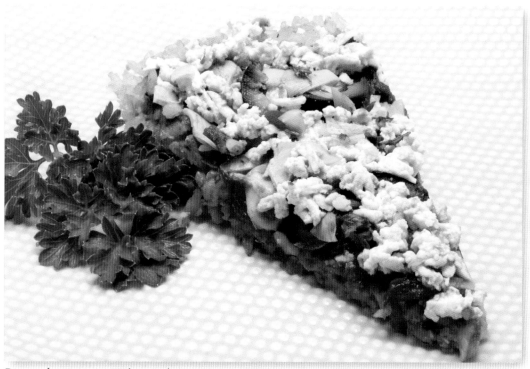

Pizza de antipasto (p. 193)

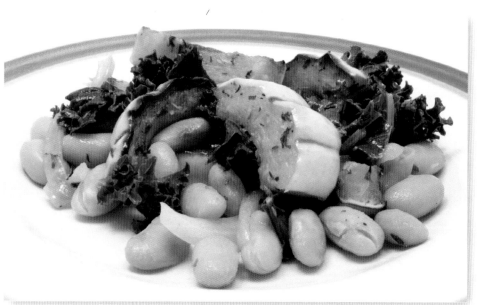

Calabaza «delicata» con col rizada y frijoles (p. 180)

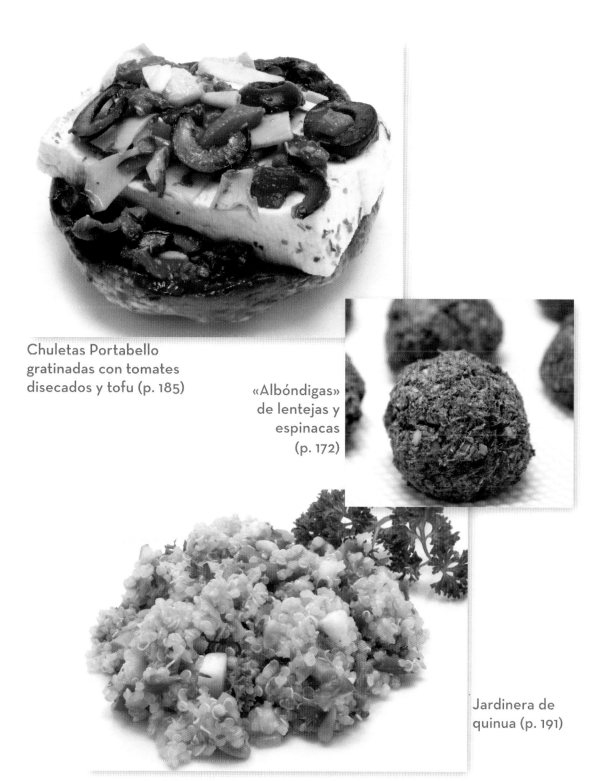

Chuletas Portabello
gratinadas con tomates
disecados y tofu (p. 185)

«Albóndigas»
de lentejas y
espinacas
(p. 172)

Jardinera de
quinua (p. 191)

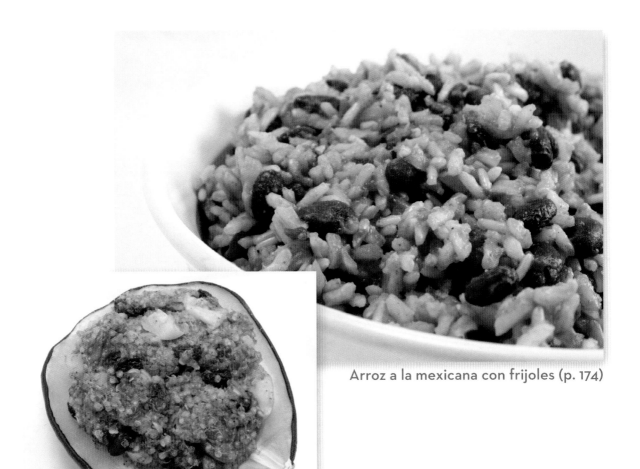

Arroz a la mexicana con frijoles (p. 174)

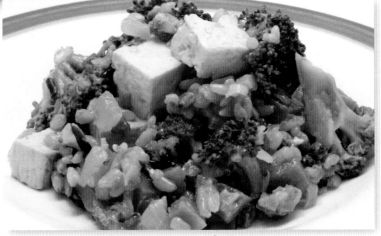

Calabaza bellota
rellena (p. 179)

Verduras con sésamo, arroz y tofu (p. 202)

Alcayota
salteada
(p. 173)

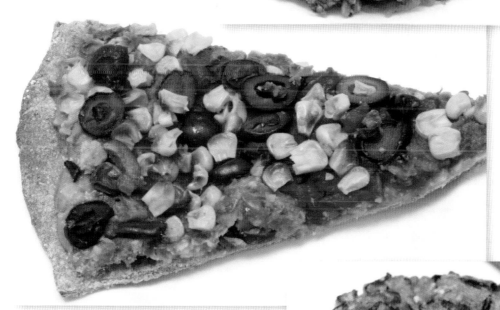

Pizza mexicana (p. 195)

Tortas de tahini y
arroz salvaje (p. 199)

Platos principales

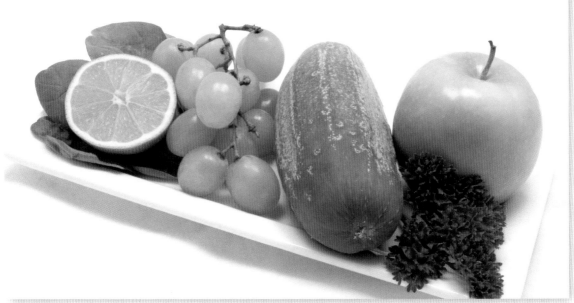

Todo verde (p. 209)

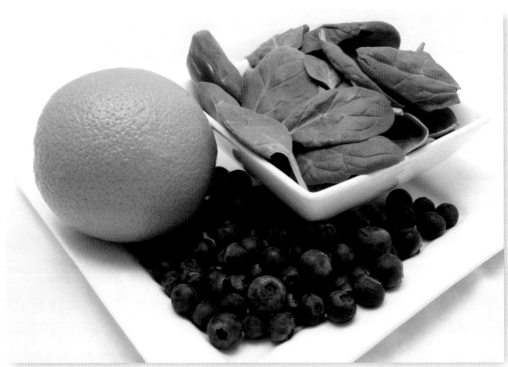

Mezcla de naranja, arándanos y espinacas (p. 208)

Nabos a la Rosemary

1 cucharada de aceite de oliva extra virgen
1 taza de cebolla cortada «de polo a polo» (ver *Notas*)
½ kilogramo de nabos, pelados y cortados en cuartos
1 diente de ajo molido
½ cucharadita de romero deshidratado, dividida
½ cucharadita de sal
⅛ de cucharadita de pimienta

RINDE: 4 porciones
TAMAÑO DE LA PORCIÓN: alrededor de ½ taza

Calienta el aceite en una sartén grande a fuego medio-bajo. Agrega las cebollas y revuélvelas para cubrirlas bien con el aceite. Cocínalas por quince minutos o hasta que estén doraditas. Mientras se están cocinado las cebollas, hierve o cocina al vapor los nabos durante veinte minutos o hasta que estén blandos. Aplástalos hasta formar un puré (como el de papas) y agrégales un cuarto de cucharadita de romero, la sal y la pimienta. Mantenlo tibio hasta que esté listo para servirlo. Agrégale el ajo y el otro cuarto de cucharadita de romero a las cebollas que están en la sartén. Cocínalo de uno a dos minutos y sírvelo con los nabos majados.

Notas

- Reemplaza los nabos por papas rojas.
- Para cortarla en rebanadas «de polo a polo», o en medios anillos, piensa que la cebolla es la Tierra. Corta el extremo de la raíz (el polo sur) y el del tallo (polo norte). Quítale la cáscara externa. Pica la cebolla a la mitad desde el polo sur hasta el polo norte, haciendo una serie de cortes perpendiculares a la línea del Ecuador.

Los nabos son verduras de tubérculo que tienen más o menos el tamaño de una manzana. Poseen una cáscara blanca firme con un halo de color púrpura alrededor de la parte superior, la cual ha estado expuesta al sol. Cuando compres nabos, siempre elige los más pequeños, dado que tienen un sabor más dulce. Los nabos más grandes tienden a poseer una textura más parecida a la madera. Busca los que tienen la cáscara más lisa, libre de manchas. Guárdalos en el refrigerador, en el cajón de las verduras, y úsalos dentro del término de una semana más o menos.

Verduras

Pallares con tomillo

RINDE: 4 porciones
TAMAÑO DE LA
PORCIÓN: alrededor
de ½ taza

2 tazas de pallares (judías gruesas como habas)
½ cucharada de aceite de oliva extra virgen
¼ de taza de cebolla picada
2 cucharadas de perejil fresco picado
½ cucharadita de sal
¼ de cucharadita de tomillo deshidratado

Cuece las judías pallares en la estufa según las instrucciones del paquete. Mientras se están cocinando, calienta el aceite en una sartén pequeña a fuego mediano. Agrega las cebollas y cocínalas hasta que estén suaves y translúcidas. Escurre los pallares y únelos con las cebollas. Añade el perejil, la sal y el tomillo. Mézclalo todo bien y sírvelo.

Notas

- Agrégale una lata (400 gramos) de granos de maíz escurridos.
- Sírvelo frío encima de una ensalada.

Las judías pallares son una buena fuente de fibra. Los beneficios de la fibra en la dieta son numerosos: promueve la salud, reduce el colesterol, ayuda a reducir el riesgo de algunas enfermedades crónicas, previene la constipación y ayuda a controlar los niveles de azúcar en la sangre.

Papas con romero

RINDE: 4 porciones
TAMAÑO DE LA
PORCIÓN: alrededor
de ½ taza

1 kilogramo de papas rojas nuevas tamaño B (más o menos diez o doce unidades)
1 cucharada de aceite de oliva extra virgen
½ cucharadita de romero picado deshidratado
½ cucharadita de sal
⅛ de cucharadita de pimienta

Enjuaga bien las papas. Colócalas en una olla grande y cúbrelas con agua. Llévalas al punto de hervor. Reduce el fuego y déjalas hervir a temperatura mínima por quince minutos. Cuélalas y permite que se enfríen un poco. Precalienta el horno a temperatura fuerte (220 ºC). Corta las papas en cuartos y regrésalas a la olla. Agrega el aceite de oliva extra virgen, el romero, la sal y la pimienta. Revuélvelo todo para cubrirlas bien. Coloca las papas en una bandeja para el horno de veintiocho por cuarenta y cuatro centímetros. Hornéalas durante treinta minutos, dándoles vuelta a la mitad de la cocción.

Notas

- Agrégale cebollas cortadas en rodajas o cuartos.
- Usa nabos (pelados y cortados en cuartos) en vez de papas rojas.

> Las papas rojas nuevas van desde el tamaño de una pelota de golf hasta el de una de béisbol. Se califican como A o B, siendo la papa tamaño B la menor de las dos.

Papas españolas asadas

1 kilogramo de papas rojas peladas
1 cucharada de aceite de oliva extra virgen
½ cucharadita de sal
⅛ de cucharadita de pimienta

RINDE: 4 porciones
TAMAÑO DE LA PORCIÓN: alrededor de 1 taza

Precalienta el horno a fuego moderado (190 ºC). Corta las papas en discos de alrededor de tres milímetros con el disco de rebanar de la procesadora de alimentos, un rebanador tipo mandolina o a mano. Colócalas en un recipiente grande. Agrega el aceite de oliva, la sal y la pimienta. Mézclalo todo bien para cubrir las papas. Espárcelas en una capa simple sobre dos bandejas para el horno de veintiocho por cuarenta y cuatro centímetros. Hornéalas durante quince minutos. Dales vuelta a las papas y cocínalas por otros diez o quince minutos o hasta que estén crujientes.

Notas

- Las papas más finitas se cocinarán más rápido que las más gruesas, así que retíralas del horno para evitar que se quemen y continúa cocinando las gruesas hasta que estén listas.
- Agrégales ajo en polvo y/o romero.
- Utiliza batatas en vez de papas rojas. (No serán tan crocantes debido a su alto contenido en agua).

> Las papas asadas están llenas de vitamina B6, la cual juega un importante papel en el correcto funcionamiento del sistema nervioso. La vitamina B6 también es necesaria para la eliminación de la glucosa, la forma en que el azúcar se almacena en nuestras células musculares y el hígado, de modo que esta vitamina es muy importante para el desempeño atlético y la resistencia.

Pastel de batatas

RINDE: 8 porciones
TAMAÑO DE LA PORCIÓN: alrededor de una rebanada de pastel

1 kilogramo de batatas (camotes)
½ taza de *Dulce de dátiles* (p. 94)
¼ de taza de jugo de naranja sin endulzar
1 taza de harina de avena (ver *Notas*)
1 cucharadita de ralladura de cáscara de naranja
½ cucharadita de canela molida
⅛ de cucharadita de nuez moscada
¼ de taza de coco rallado sin endulzar
¼ de taza de pacanas finamente rebanadas

Precalienta el horno a temperatura moderada (180 °C). Hornea o cocina al vapor las batatas hasta que estén blandas. Si las horneas, pínchalas con un tenedor y envuelve en papel de aluminio cada batata, con el lado brilloso hacia afuera. Hornéalas al menos durante una hora o hasta que estén blandas. Retíralas del horno y ponlas aparte a fin de que se enfríen lo suficiente como para manipularlas. Pélalas y descarta la cáscara. Si las cueces al vapor, pélalas y cocínalas por veinticinco o treinta minutos, según las directivas de tu olla de vapor. Corta las batatas en trozos más pequeños y aplástalas con un pasapurés.

Coloca las batatas, el *Dulce de dátiles* y el jugo de naranja en un procesador de alimentos o una licuadora y mézclalos hasta que tengan una consistencia suave y sin grumos. Agrega la harina de avena, la ralladura de cáscara de naranja, la canela y la nuez moscada. Revuélvelo bien.

Vierte la mezcla de batatas en una bandeja para el horno de veintidós por cinco centímetros, previamente untada con aceite de oliva. Espárcele el coco rallado y las pacanas por encima. Hornéalo de quince a veinte minutos o hasta que esté dorado. Sírvelo enseguida.

Notas

- Esparce mantequilla de almendras o *Dulce de dátiles* por encima de cada porción.
- Agrégale media taza de uvas pasas cuando mezcles la harina de avena y el puré de batatas.
- Reemplaza las pacanas por nueces comunes.
- Prepara tu propia harina de avena colocando la avena arrollada tradicional en un procesador de alimentos o una licuadora y batiéndola hasta que quede fina (una taza de avena arrollada rendirá alrededor de tres cuartos de taza de harina de avena).
- La cáscara es la parte más externa y colorida de las frutas cítricas. A menudo se utiliza para realzar el sabor en ciertas recetas. El tejido blanco interior o la membrana que recubre la cáscara tiene un sabor amargo y desagradable, por eso debes evitar rallarlo junto con la corteza.

Comer batatas es como disfrutar de un postre. Esta receta las combina con otras comidas naturalmente dulces —la canela, el coco, los dátiles y las naranjas— a fin de lograr un pastel maravilloso (¡y saludable!).

Salsa de tomate clásica

1 cucharada de aceite de oliva extra virgen
½ taza de cebolla picada
2 dientes de ajo molidos
1 lata (800 gramos) de puré de tomate
1 lata (170 gramos) de extracto de tomate
½ taza de agua

RINDE: 8 porciones
TAMAÑO DE LA PORCIÓN: alrededor de ½ taza

1 hoja de laurel
1 cucharadita de albahaca deshidratada
1 cucharadita de perejil picado
½ cucharadita de sal
⅛ de cucharadita de pimienta

Calienta el aceite en una sartén grande y agrega las cebollas. Cocínalas hasta que estén suaves y translúcidas. Agrega el ajo y cocínalo por treinta segundos, revolviéndolo constantemente para que no se queme. Añade los ingredientes restantes y cocínalos sin tapar a fuego bajo por treinta minutos. Retira la hoja de laurel antes de servir.

Notas

- Sustituye el puré de tomates por una lata de tomate triturado.
- Agrégale daditos de pimiento verde, champiñones o aceitunas negras rebanadas.
- Úsalo encima del *Brócoli y coliflor a la sartén*.
- Sírvelo con *«Albóndigas» de lentejas y espinacas* y arroz integral, alcayota (calabaza cabello de ángel), o fideos de harina integral.
- Cuando sea la estación de los tomates, usa tres o cuatro tomates frescos maduros (pelados, sin semillas y sin el centro) en vez de enlatados. Procésalos en la licuadora hasta obtener una mezcla homogénea.

> Aunque puede ser más conveniente comprar un frasco de tomate en el mercado, no se puede comparar con el sabor de lo hecho en casa. Todo lo que precisas es unos pocos ingredientes y un poquitín de tiempo. ¡El resultado bien lo vale!

Salteado de espárragos y champiñones

RINDE: 8 porciones
TAMAÑO DE LA PORCIÓN: alrededor de ½ taza

1 cucharada de aceite de oliva extra virgen
1 taza de cebolla en rodajas bien finitas, cortadas «de polo a polo»
3 tazas de champiñones rebanados
½ kilogramo de espárragos, cortados en trocitos de dos centímetros.
2 dientes de ajo molidos
1½ cucharaditas de orégano deshidratado

½ cucharadita de sal
⅛ de cucharadita de pimienta

Calienta el aceite de oliva en una sartén grande a fuego mediano. Agrega las cebollas, los champiñones, los espárragos, el ajo, el orégano, la sal y la pimienta. Aumenta el fuego a fuerte/moderado y cocínalo de cinco a siete minutos o hasta que los vegetales estén blandos, pero firmes, revolviéndolo con frecuencia.

Notas

- Para cortarla en rebanadas «de polo a polo», o en medios anillos, piensa que la cebolla es la Tierra. Corta el extremo de la raíz (el polo sur) y el del tallo (polo norte). Quítale la cáscara externa. Pica la cebolla a la mitad desde el polo sur hasta el polo norte, haciendo una serie de cortes perpendiculares a la línea del Ecuador.
- Agrégale garbanzos y arroz integral para convertir este salteado en un plato principal.
- Úsalo como cobertura para las *Papas españolas asadas* y la *Cazuela de maíz*, o las papas asadas al horno.
- Sírvelo con lentejas o quinua.

> La palabra «salteado» proviene del término francés sauté, que describe el método de cocción en el cual la comida se cuece rápidamente en una pequeña cantidad de mantequilla o aceite. La comida «salta» cuando se sofríe a fuego vivo.

Verduras de tubérculo asadas

½ kilogramo de chirivía (pastinaca), pelada y cortada en trocitos de dos centímetros
½ kilogramo de colinabos, pelados y cortados en trocitos de dos centímetros
½ kilogramo de batatas, peladas y cortadas en trocitos de dos centímetros
1½ cucharadas de aceite de oliva extra virgen
½ cucharadita de sal
⅛ de cucharadita de pimienta

RINDE: 8 porciones
TAMAÑO DE LA PORCIÓN: alrededor de 1 taza

Precalienta el horno a temperatura fuerte (200 °C). Combina las verduras en un recipiente grande y agrega el aceite, la sal y la pimienta. Mézclalo todo bien hasta cubrirlas. Espárcelas en dos bandejas para el horno de veintiocho por treinta y tres centímetros, tratando de que las piezas no se superpongan. Ásalas por quince minutos, revuélvelas y regrésalas al horno. Cocínalas por quince minutos más. Puedes servirlas en este momento si las quieres crocantes por fuera, pero blandas por dentro. Hornéalas por otros quince minutos si te gustan con una textura más crujiente.

Notas

- Intenta una combinación diferente de verduras, como zanahorias, papas rojas y nabos.

> Las verduras de tubérculos son las partes subterráneas de algunas plantas que se comen como verduras. Las zanahorias, el ajo, las chirivías, las papas, los colinabos y los nabos son todos verduras de tubérculos.

Verduras de Yukón asadas

RINDE: 4 porciones
TAMAÑO DE LA
PORCIÓN: alrededor
de 1 taza

½ kilogramo de papas Yukon Gold, con cáscara y cortadas en cubos de dos centímetros
1 taza de granos de maíz frescos (alrededor de dos mazorcas)
2 cucharadas de aceite de oliva extra virgen, divididas
½ cucharadita de sal
¼ de cucharadita de albahaca deshidratada
⅛ de cucharadita de pimienta
1 taza de cebolla cortada «de polo a polo»
2 tazas de calabacín, con cáscara y cortado en rodajitas de alrededor de medio centímetro
2 dientes de ajo molidos

Precalienta el horno a temperatura fuerte (220 °C). Mezcla las papas y el maíz en un recipiente grande. Agrega una cucharada de aceite de oliva, la sal, la albahaca y la pimienta. Únelo todo bien. Colócalo en una bandeja para el horno de veintiocho por cuarenta y cuatro centímetros. Hornéalo por veinticinco minutos, revolviéndolo a la mitad de la cocción.

Cuando a las papas les falten cinco minutos del tiempo de cocción, calienta una cucharada de aceite de oliva en una sartén grande a fuego mediano. Agrega las cebollas y el calabacín. Cocínalos hasta que las verduras estén doradas. Añade el ajo y cocínalo por treinta segundos, revolviéndolo constantemente para que no se queme. Adiciona las papas y el maíz. Mézclalo todo bien y cocínalo por otros cinco minutos antes de servirlo.

Notas
- Usa una calabaza amarilla de cuello curvo en vez del calabacín.
- Para cortarla en rebanadas «de polo a polo», o en medios anillos, piensa que la cebolla es la Tierra. Corta el extremo de la raíz (el polo sur) y el del tallo (polo norte). Quítale la cáscara externa. Pica la cebolla a la mitad desde el polo sur hasta el polo norte, haciendo una serie de cortes perpendiculares a la línea del Ecuador.

> Las papas Yukon Gold son un poco más achatadas y ovales que las comunes, con una cáscara delgada de color dorado suave y una pulpa amarilla clara. Cultivadas en Canadá, son el resultado de un cruce entre la papa blanca estadounidense y la papa amarilla silvestre de America del Sur. La Yukon Gold tiene un contenido más alto de azúcar que las russet, lo que les otorga su sabor mantecoso y su pulpa húmeda.

Zanahorias tiernas con jengibre y ajo

½ kilo de zanahorias tiernas o ½ kilo de zanahorias comunes, peladas y cortadas en trocitos de cinco centímetros
½ cucharada de aceite de oliva extra virgen
2 cucharadas de cebolla rallada
1 diente de ajo molido
½ cucharadita de jengibre fresco molido o ⅛ de cucharadita de jengibre en polvo
⅛ de cucharadita de sal
Raíz de jengibre rallada

RINDE: 6 porciones
TAMAÑO DE LA PORCIÓN: alrededor de ½ taza

Hierve en agua o cocina al vapor las zanahorias hasta que estén blandas, pero firmes (de diez a quince minutos). Mientras se están cocinando, calienta el aceite de oliva en una sartén pequeña a fuego mediano. Agrega la cebolla y cocínala hasta que esté suave y translúcida. Añade el ajo y el jengibre. Cocínalos por treinta segundos, revolviéndolos constantemente para evitar que se quemen. Adiciona la zanahoria y mézclalo todo bien para que se cubra. Transfiérelo a una bandeja de servir y rállale un poco de raíz de jengibre por encima.

> El jengibre es la raíz retorcida y rugosa de la planta de jengibre. Su sabor es picante y algo dulce. La raíz tiene una cáscara muy fina de color marrón rojizo, la cual debe quitarse antes de comer. Simplemente corta la cantidad que usarás y utiliza un cuchillo de mondar a fin de retirarla. La raíz fresca y con cáscara debe envolverse en toallas de papel, guardarse en bolsas plásticas y refrigerarse hasta por tres semanas. También se puede envolver en un plástico de manera bien ceñida y congelarse hasta por dos meses.

Platos principales

«Albóndigas» de lentejas y espinacas

RINDE: 8 porciones
TAMAÑO DE
LA PORCIÓN: 2
albóndigas

½ taza de lentejas secas, seleccionadas y enjuagadas
1½ tazas de *Caldo de verduras* (p. 126) o agua
½ taza de cebolla en cuadritos, dividida
1 diente de ajo molido
1½ cucharaditas de aceite de oliva extra virgen
1 taza de champiñones finamente picados
½ paquete (280 gramos) de espinacas cortadas congeladas, descongeladas y bien escurridas
½ taza de harina de avena (ver *Notas*)
2 cucharadas de nueces finamente picadas
2 cucharadas de linaza
1 cucharadita de albahaca deshidratada
1 cucharadita de perejil deshidratado
½ cucharadita de ajo en polvo
½ cucharadita de sal

Coloca las lentejas y el caldo en una cacerola mediana y llévalo al punto de hervor. Baja la temperatura y agrega un cuarto de taza de cebolla y el ajo. Tápalo y déjalo hervir lentamente con la tapa entreabierta por cuarenta y cinco minutos. Mientras se cocinan las lentejas, calienta el aceite de oliva a fuego mediano en una sartén grande. Agrega un cuarto de taza de cebolla, los champiñones y las espinacas y revuélvelos bien para cubrirlos. Cocínalo por cinco minutos, removiéndolo con frecuencia. Ponlo aparte.

Cuando las lentejas estén listas, cuela toda el agua sobrante y agrégalas a la mezcla de cebolla, champiñones y espinacas. Añade la harina de avena, las nueces, la linaza, la albahaca, el perejil, el ajo y la sal. Mézclalo todo bien. Transfiérelo a un procesador de alimentos o una licuadora y muélelo entre diez y quince segundos o hasta que esté cremoso. Forma albóndigas con la mezcla (alrededor de dos cucharadas de mezcla por albóndiga) y colócalas en una bandeja de horno de veintiocho por cuarenta y cuatro centímetros previamente untada con aceite de oliva. Hornéalas por treinta minutos.

Notas

• Para seleccionar las lentejas, espárcelas sobre una bandeja para el horno de veintiocho por cuarenta y cuatro centímetros. Aparta las que están descoloridas y deformes, así como cualquier partícula no deseada. Coloca las lentejas buenas en un colador y enjuágalas con agua fría.

- Prepara tu propia harina de avena colocando la avena arrollada tradicional en un procesador de alimentos o una licuadora y batiéndola hasta que quede fina (una taza de avena arrollada rendirá alrededor de tres cuartos de taza de harina de avena).
- Sírvelo como aperitivo o formando parte de un plato principal.
- Agrégale arroz integral, calabaza alcayota o fideos integrales y *Salsa de tomate clásica* para hacer el espagueti y las albóndigas del Ayuno de Daniel.
- Aplana las albóndigas y úsalas como relleno de las *Tortillas integrales* que han sido untadas con *Hummus*.

> La linaza es un polvo hecho con semillas de lino trituradas. Tiene un alto contenido en fibras y resulta una buena fuente de ácidos grasos Omega 3. Se puede conseguir en las tiendas naturistas o en algunos almacenes comunes. En vez de comprar las semillas ya molidas, puedes molerlas en casa usando un molinillo de pimienta o café.

Alcayota salteada

1 cucharada de aceite de oliva extra virgen
1 taza de cebolla picada
1 diente de ajo molido
2 tazas de brócoli cocido, cortado en ramilletes de dos centímetros
2 tazas de calabaza alcayota (cabellos de ángel), cortada en trocitos de cinco centímetros
1½ tazas de arroz integral o arroz salvaje cocido
½ taza de frijoles negros en lata, enjuagados y escurridos
¼ de taza de Bragg's Liquid Aminos o salsa de soja
1 cucharadita de albahaca deshidratada
½ cucharada de tahini
2 cucharadas de nueces o castañas picadas

RINDE: 4 porciones
TAMAÑO DE LA PORCIÓN: alrededor de 1 taza

Calienta el aceite de oliva en una sartén grande a fuego mediano. Agrega la cebolla y cocínala hasta que esté suave y translúcida. Añade el ajo, el brócoli, la alcayota, el arroz, los frijoles, la salsa de soja, la albahaca y el tahini. Cocínalo por cinco minutos, revolviéndolo con frecuencia. Adiciona las nueces antes de servirlo.

Notas

- Sustituye el brócoli por calabacín en cubitos.
- Usa anacardos en vez de nueces.
- Otras ideas de verduras son: habichuelas, champiñones y/o alverjas.
- Bragg's Liquid Aminos es una alternativa a la salsa de soja que no contiene sal o conservantes agregados. Bragg's Liquid Aminos es un concentrado de proteínas certificado como no-GMO (no genéticamente modificado), derivado de los granos de soja, que contiene dieciséis aminoácidos esenciales y no esenciales.
- El tahini es una pasta consistente hecha de semillas de sésamo molidas. Es un ingrediente básico en la cocina del Medio Oriente y se puede conseguir en las tiendas de comidas naturistas y la mayoría de las grandes cadenas de almacenes.

> Para hornear la calabaza alcayota precalienta el horno a temperatura moderada (190 ºC). Con un tenedor, perfora toda la calabaza y colócala directamente sobre la rejilla en el medio del horno. Cocínala por una hora. Retírala del horno y déjala enfriar por diez o quince minutos antes de cortarla al medio y quitarle las semillas. Pasa el tenedor a todo lo largo del interior para separar la pulpa en hebras largas.

Arroz a la mexicana con frijoles

RINDE: 6 porciones
TAMAÑO DE LA PORCIÓN: alrededor de 1 taza

1½ tazas de arroz integral
1 cucharada de aceite de oliva extra virgen
1 taza de cebolla morada en daditos
2 dientes de ajo molidos
2½ tazas de agua
1 lata (250 gramos) de tomates en trozos y chiles verdes, sin escurrir
1 cucharadita de comino
¼ de cucharadita de pimienta de cayena
1 lata (425 gramos) de frijoles negros, enjuagados y escurridos
1 cucharada de perejil fresco picado o 1 cucharadita de perejil deshidratado

Enjuaga el arroz en un colador de malla fina bajo el chorro de agua fría por treinta segundos, removiéndolo con la mano. Déjalo escurrir y ponlo aparte. Calienta el aceite de oliva en una cacerola grande a fuego medio. Agrega la cebolla y cocínala hasta que esté suave y translúcida. Añade el ajo y cocínalo por treinta segundos, removiéndolo constantemente para que no se queme.

Adiciona el agua, el arroz, los tomates, el chile, el comino y la pimienta de cayena. Llévalo al punto de hervor. Reduce el fuego y tápalo. Déjalo hervir a fuego lento de cuarenta y cinco a cincuenta y cinco minutos o hasta que el arroz esté tierno y casi todo el líquido haya sido absorbido. Agrega los frijoles y mézclalo bien. Cocínalo por otros ocho o diez minutos. Complétalo con el perejil y sírvelo.

Notas

- Esta receta es bastante picante. A fin de reducir el picor, disminuye la cantidad de pimienta de cayena a un octavo de cucharadita o elimínala por completo.
- Espárcelo sobre *Cuadrados de polenta gratinados* y colócale encima rodajas de aguacate.

> El arroz integral es un complejo de carbohidratos, lo cual lo convierte en una excelente fuente de energía. Los frijoles proveen proteínas, fibras y hierro. Combinarlos en un solo plato da como resultado una comida bien balanceada y una proteína completa, lo que significa que están presentes los nueve aminoácidos esenciales.

Arroz de coco

1 taza de arroz integral
1 taza de arroz salvaje
2 tazas de agua
2 tazas de leche de coco sin endulzar
3 tazas de batatas peladas y cortadas en cubos (alrededor de dos o tres batatas)
1 taza de alverjas cocidas
1 taza de frijoles negros en lata, enjuagados y escurridos

RINDE: 8 porciones
TAMAÑO DE LA PORCIÓN: alrededor de 1 taza

½ taza de cebollino picado
2 cucharadas de jugo de lima fresco
½ cucharadita de jengibre molido
¼ de cucharadita de sal
⅛ de cucharadita de pimienta

Enjuaga el arroz en un colador de malla fina para remover la fécula de la superficie (eso es lo que lo hace pegajoso). Mezcla el agua, la leche de coco y el arroz en una cacerola grande. Llévalo al punto de hervor. Reduce el fuego y déjalo hervir al mínimo, revolviendo de vez en cuando. Cocínalo sin tapar hasta que el líquido se evapore, aproximadamente de cuarenta a cincuenta minutos.

Mientras el arroz se está cocinando, prepara el resto de los ingredientes. Mantén tibias las verduras y los frijoles. Cuando el arroz esté listo, agrégale los ingredientes. Revuélvelo todo bien y sírvelo de inmediato.

Notas
- Agrégale macadamias picadas antes de servirlo.
- Reemplaza las batatas por zanahorias o calabaza.

> La leche de coco es un líquido lechoso de color blanco que se logra al extraer la grasa de la pulpa del coco rallado. No se debe confundir con el agua de coco, que es el líquido que sale de esta fruta una vez que se parte. Considerada por algunos como el alimento milagroso, la leche de coco ayuda al sistema inmunológico del cuerpo. Es anticancerígena, antimicrobiana, antibacteriana y antiviral. La leche de coco es también una alternativa no láctea para las personas intolerantes a la lactosa.

Arroz morado con anacardos

RINDE: 6 porciones
TAMAÑO DE LA
PORCIÓN: alrededor
de 1 taza

2 tazas de arroz negro tailandés
1 lata (2 tazas) de leche de coco sin endulzar
½ taza de agua
½ cucharadita de sal
1 cucharada de aceite de oliva extra virgen
1 taza de cebolla morada cortada «de polo a polo» (ver *Notas*)

1 taza de alverjas cocidas
½ taza de anacardos tostados, en mitades y partidos
1 cucharada de semillas de sésamo

Enjuaga el arroz en un colador de malla fina y colócalo en una cacerola grande. Agrega la leche de coco, el agua y la sal. Mézclalo bien para unirlo todo. Cocínalo a fuego medio-alto y llévalo al punto de hervor. Reduce el fuego al mínimo y tápalo. Déjalo hervir lentamente durante veinte minutos. Revuélvelo bien. Tápalo de nuevo y cocínalo otros quince o veinte minutos. Casi todo el líquido deberá ser absorbido.

Mientras el arroz se está cocinando, calienta el aceite de oliva en una sartén pequeña a fuego medio-bajo. Agrega las cebollas y revuélvelas para cubrirlas. Cocínalas por veinte minutos o hasta que estén doraditas y crocantes, revolviendo con frecuencia.

Agrégale al arroz las alverjas cocidas y los anacardos y mézclalo todo. Coloca un montoncito de arroz en cada plato y rocíalo con semillas de sésamo. Cúbrelo con las cebollas.

Notas

- Agrégale una taza de garbanzos en lata, escurridos, para aumentar el contenido proteico.
- Reemplaza las alverjas por una lata de habichuelas o brócoli.
- Para cortarla en rebanadas «de polo a polo», o en medios anillos, piensa que la cebolla es la Tierra. Corta el extremo de la raíz (el polo sur) y el del tallo (polo norte). Quítale la cáscara externa. Pica la cebolla a la mitad desde el polo sur hasta el polo norte, haciendo una serie de cortes perpendiculares a la línea del Ecuador.
- Otra manera de hacer esta receta es cocinando el arroz al vapor o hirviéndolo en agua. Una vez que estén doradas, agrégales a las cebollas el arroz cocido junto con la leche de coco y las alverjas. Mézclalo bien y cocínalo por quince minutos, o hasta que casi toda la leche de coco se haya absorbido, revolviéndolo con frecuencia.
- La mayoría de las tiendas naturistas y algunas cadenas de supermercados venden tanto el arroz negro tailandés como la leche de coco.

Platos principales

El arroz negro tailandés, o arroz morado, cuando está cocido tiene un sabor dulce, una textura pegajosa y un color morado profundo. Comúnmente se usa como un arroz de postre en el sureste asiático.

Arroz salvaje caribeño

RINDE: 6 porciones
TAMAÑO DE LA PORCIÓN: alrededor de 1 taza

1 cucharada de aceite de oliva extra virgen
½ taza de cebolla picada
1 diente de ajo molido
1 lata (230 gramos) de piña sin endulzar en trocitos, reservando el jugo
2 cucharadas de Bragg's Liquid Aminos o salsa de soja
1½ cucharadas de jugo de lima fresco
1 taza de zanahorias en rodajitas
1 taza de habichuelas chinas cortadas
1 taza de calabacín en cubitos
½ taza de pimientos rojos asados en frasco, picados y escurridos
½ taza de frijoles negros, enjuagados y escurridos
½ taza de garbanzos en lata, enjuagados y escurridos
2 tazas de arroz salvaje cocido
Rodajas de aguacate
Macadamias picadas

Calienta el aceite de oliva en una sartén grande a fuego medio. Agrega la cebolla y cocínala hasta que esté suave y translúcida. Añade el ajo y cocínalo por treinta segundos, revolviéndolo constantemente para que no se queme. Agrega media taza de jugo de piña, la salsa de soja y el jugo de lima. Adiciona las zanahorias, las habichuelas, el calabacín, los pimientos rojos, los frijoles negros y los garbanzos. Aumenta el fuego a mediano-alto, revolviendo con frecuencia. Cocínalo otros cinco minutos o hasta que tres cuartos del líquido se haya consumido y las verduras estén un poco blandas. Agrega el arroz salvaje y la piña. Aumenta el fuego y sofríelo hasta que esté bien caliente. Sírvelo de inmediato. Cúbrelo con rodajas de aguacate y macadamias picadas.

Notas
• Usa arroz integral en vez de arroz salvaje.

- Antes de servirlo, espolvorea cada porción con coco rallado sin endulzar.
- Experimenta con una variedad de combinaciones vegetales como el espárrago, el brócoli, los pimientos verdes y/o las alverjas dulces.

> Bragg's Liquid Aminos es una alternativa a la salsa de soja que no contiene sal o conservantes agregados. Bragg's Liquid Aminos es un concentrado de proteínas certificado como no-GMO (no genéticamente modificado), derivado de los granos de soja, que contiene dieciséis aminoácidos esenciales y no esenciales.

Calabaza bellota rellena

2 calabazas bellota con cáscara
½ taza de quinua
1½ tazas de jugo de manzana sin endulzar o agua
1 taza de manzana picada, con cáscara
1 cucharadita de canela molida
¼ de cucharadita de clavo de olor molido
¼ de cucharadita de nuez moscada molida
¼ de taza de nueces picadas
¼ de taza de uvas pasas morenas
¼ de taza de uvas pasas rubias

RINDE: 4 porciones
TAMAÑO DE LA PORCIÓN: ½ calabaza con su relleno

Precalienta el horno a 190 °C. Corta la calabaza en mitades a lo largo, retirando con una cuchara las semillas. Coloca las mitades, con la parte cortada hacia abajo, en una fuente para el horno grande. Vierte agua hasta que alcance aproximadamente un centímetro de alto. Hornéala por cuarenta minutos.

Mientras la calabaza se está cocinando, enjuaga la quinua bajo el grifo de agua fría en un colador de malla fina hasta que el agua salga limpia. Coloca la quinua en una olla pequeña y agrega el jugo de manzana o el agua, la canela, el clavo de olor y la nuez moscada. Llévalo al punto de hervor. Reduce el fuego al mínimo y tápalo. Déjalo hervir lentamente semidestapado por veinte minutos o hasta que casi todo el líquido haya sido absorbido. Agrega las nueces y las pasas y ponlo aparte hasta que la calabaza esté lista.

Retira la calabaza del horno y dales vuelta a las mitades. Rellena cada mitad con aproximadamente media taza de la mezcla de manzana y quinua.

(Dependiendo del tamaño de la calabaza, puede que te sobre algo de relleno, que constituye un fantástico complemento para otro plato). Hornéalo por diez minutos.

Notas

- Reemplaza la quinua por arroz integral.
- Usa media taza de dátiles picados y un cuarto de taza de albaricoques disecados en vez de las uvas pasas.
- Espolvorea cada calabaza rellena con coco rallado sin endulzar justo antes de servir.
- Disfrútalo como un desayuno tibio o un postre.

> La calabaza bellota es una calabaza pequeña de invierno con la forma de una bellota. La variedad más conocida es la que posee una cáscara verde oscura, con nervios que se distinguen y manchas de color naranja. Esta calabaza tiene en su interior una pulpa de color amarillento-anaranjado que sabe muy dulce, con suaves toques de nuez y pimienta.

Calabaza «delicata» con col rizada y frijoles

RINDE: 6 porciones
TAMAÑO DE LA PORCIÓN: alrededor de 1 taza

1 receta de *Aros de calabaza «delicata»* (p. 148)
1 cucharada de aceite de oliva extra virgen
1 taza de cebolla picada
1 diente de ajo molido
½ taza de agua o *Caldo de verduras* (p. 126)
1 lata (425 gramos) de judías Cannellini, enjuagadas y escurridas
4 tazas de col rizada cortada, sin tallos
½ cucharadita de tomillo deshidratado
1 cucharada de perejil fresco picado o 1 cucharadita de perejil deshidratado

Prepara los *Aros de calabaza «delicata»* según la receta. Durante los últimos diez minutos de cocción, calienta el aceite de oliva en una sartén grande a fuego medio. Agrega las cebollas y cocínalas cinco minutos o hasta que estén suaves y translúcidas. Añade el ajo y cocínalo por treinta segundos, removiéndolo constantemente para que no se queme. Adiciona el agua o caldo, los frijoles, la col, el tomillo y el perejil. Mézclalo todo bien y tápalo. Cocínalo de tres a cinco minutos o hasta que la col esté un poquito blanda.

Notas

- Sustituye las judías Cannellini por Great Northern.
- Usa espinacas frescas en vez de col.
- Agrégale una y media tazas de arroz integral o salvaje cocido.

> Cualquier calabaza de invierno funciona bien para esta receta, pero debo decir que la delicata es mi preferida. La delicata es una calabaza de forma oblonga con una cáscara color crema y rayas verdes, cuya pulpa es de color dorado.

Cazuela de arroz salvaje y almendras

1 cucharada de aceite de oliva extra virgen
1 taza de arroz salvaje
½ taza de cebollino picado (las partes verdes solamente)
¼ de taza de almendras rebanadas
2 dientes de ajo molidos
½ cucharadita de sal
3 tazas de *Caldo de verduras* (p. 126) o agua

RINDE: 6 porciones
TAMAÑO DE LA PORCIÓN: alrededor de ½ taza

Precalienta el horno a temperatura moderada (180 °C). Calienta el aceite en una sartén grande a fuego medio. Agrega el arroz, la cebolla, las almendras, el ajo y la sal. Cocínalo de tres a cinco minutos o hasta que el arroz comience a ponerse amarillento, revolviéndolo con frecuencia. Colócalo en una fuente para el horno de dos litros de capacidad, vierte el caldo y tápalo. Hornéalo por una hora o hasta que el líquido haya sido absorbido.

Notas

- Agrégale una taza de garbanzos escurridos para aumentar el contenido proteico.

El arroz salvaje es una semilla larga, de color marrón o negra, que crece en terrenos pantanosos. Contrario a la creencia popular, no es ni un verdadero arroz ni un grano en lo absoluto. El arroz salvaje es bien masticable, con sabor a nuez y muy sabroso.

Cazuela de arroz y repollo

RINDE: 8 porciones
TAMAÑO DE LA
PORCIÓN: alrededor
de 1 taza

½ cucharada de aceite de oliva extra virgen
½ taza de cebolla picada
2 dientes de ajo molidos
1 taza de champiñones picados
1 lata (425 gramos) de frijoles negros, enjuagados y escurridos
2 latas (400 gramos) de tomates en trozos, sin escurrir
2 cucharadas de perejil fresco picado
1 cucharadita de orégano deshidratado
1 cucharadita de sal
⅛ de cucharadita de pimienta
4 tazas de repollo verde picado
1 taza de arroz integral o salvaje cocido

Aplasta una taza de frijoles negros y ponlos aparte. Calienta el aceite de oliva en una cacerola grande a fuego medio. Agrega la cebolla y cocínala hasta que esté suave y translúcida. Agrega el ajo, los champiñones, los frijoles aplastados, los tomates, el perejil, el orégano, la sal y la pimienta. Reduce el fuego al mínimo y cocínalo por veinte minutos, removiéndolo de vez en cuando. Precalienta el horno a temperatura moderada (180 °C). Cocina al vapor el repollo verde de ocho a diez minutos o hasta que esté blando, pero firme (o introdúcelo en agua hirviendo y cocínalo de cinco a siete minutos). Unta una bandeja para el horno de veintidós por treinta y tres centímetros con aceite de oliva y cubre el fondo con el repollo cocido. Coloca encima el resto de los frijoles que están enteros y el arroz. Derrámale la mezcla de tomate por arriba y hornéalo unos veinte minutos.

Notas

• Agrégale una taza de calabacín en cuadritos.
• Reemplaza el arroz integral por quinua cocida.

- Usa una lata (400 gramos) de puré de tomate y un cuarto de taza de agua en lugar de los tomates en trozos.

El repollo tiene una forma redonda y está compuesto por hojas superpuestas en capas. Pertenece a la misma familia de verduras que los repollitos de Bruselas, el brócoli y la col rizada. Hay tres clases principales de repollo: verde, morado y blanco (de Savoy). Las otras dos variedades de repollo son el bok choy y el chino (napa).

Cazuela de espinacas y calabacín

1 lata (800 gramos) de tomates en trozos sin escurrir
2 dientes de ajo molidos
½ cucharada de albahaca deshidratada
½ cucharada de orégano deshidratado
½ cucharada de perejil deshidratado
1 cucharadita de sal
700 gramos (2-3 calabacines medianos) de calabacín, cortado en rodajitas de un centímetro
3 tazas de espinacas frescas, sin tallos, bien prensadas
1 taza de cebolla cortada «de polo a polo» (ver *Notas*)
Arroz integral cocido, lentejas o quinua

RINDE: 6 porciones
TAMAÑO DE LA PORCIÓN: alrededor de 1 taza

Precalienta el horno a fuego moderado (180 ºC). Coloca los tomates en una cacerola pequeña y agrega el ajo, la albahaca, el orégano, el perejil y la sal. Llévalo al punto de hervor. Reduce el fuego y déjalo hervir lentamente alrededor de diez minutos.

Mientras la salsa se está cocinando, prepara las verduras. Engrasa levemente con aceite de oliva una bandeja para el horno de veintidós por treinta y tres centímetros. Acomoda las rodajas de calabacín en el fondo de la bandeja, colocando una segunda capa de rodajas si fuera necesario. Esparce las hojas de espinacas y la cebolla arriba del calabacín. Cuando la salsa esté lista, viértela encima de todo, asegurándote de que las verduras estén cubiertas con el tomate y su jugo. Hornéalo de veinticinco a treinta minutos o hasta que el calabacín esté blando. Mézclalo todo bien y sírvelo con arroz integral, lentejas o quinua cocinados.

Notas

- Sírvelo solo o como un acompañamiento.
- Agrégale media taza de zanahorias cortadas en tiritas, champiñones picados, aceitunas negras rebanadas o calabaza amarilla en cubitos.
- Para cortarla en rebanadas «de polo a polo», o en medios anillos, piensa que la cebolla es la Tierra. Corta el extremo de la raíz (el polo sur) y el del tallo (polo norte). Quítale la cáscara externa. Pica la cebolla a la mitad desde el polo sur hasta el polo norte, haciendo una serie de cortes perpendiculares a la línea del Ecuador.

Cuando elijas un calabacín, busca los más duros y esbeltos, de un color verde vivo. Evita los que tienen la cáscara arrugada o con manchas. Guárdalo en el cajón de las verduras del refrigerador y lávalo justo antes de utilizarlo.

Cazuela de hummus

RINDE: 10 porciones
TAMAÑO DE LA PORCIÓN: alrededor de ½ taza

1 receta de *Hummus* (p. 99)
½ taza de agua
1 zanahoria rallada (alrededor de 1 taza)
1 taza de espinacas cocidas, cortadas y bien escurridas
1 taza de calabacín con cáscara cortado en cubos
¼ de taza de cebollino picado (solo las partes verdes)
½ cucharadita de sal
2 tazas de arroz integral

Precalienta el horno a temperatura moderada (180 °C). Prepara el *Hummus* según la receta en un recipiente grande. (Utilizarás toda la cantidad). Agrega el agua, las zanahorias, las espinacas, el calabacín, el cebollino, la sal y el arroz integral. Revuélvelo bien. Coloca la mezcla en una fuente de horno de veintidós por treinta y tres centímetros previamente untada con aceite de oliva. Hornéalo tapado, por veinte minutos.

Notas

- Sustituye el arroz integral por quinua o cuscús.
- Usa *Hummus confeti*.

- Omite el paso del horneado y úsalo como una crema para untar con verduras.
- Sírvelo con *Pan sin levadura* o *Nachos*.

> El Hummus es una pasta espesa hecha de garbanzos, aceite de oliva extra virgen, ajo y tahini. Se pude usar como crema para untar o salsa.

Chuletas Portabello gratinadas con tomates disecados y tofu

4 champiñones Portabello

Marinado
¼ de taza de aceite de oliva extra virgen
¼ de taza de jugo de piña o naranja sin endulzar
¼ de taza de Bragg's Liquid Aminos o salsa de soja
2 cucharadas de cebollino picadas (la parte verde solamente)
1 diente de ajo molido
½ cucharadita de romero picado deshidratado

Tomate disecado con tofu
230 gramos de tofu (requesón de soja) extra-firme, cortado en fetas rectangulares de algo más de un centímetro (de alrededor de sesenta gramos cada una)
1 cucharada de aceite de oliva extra virgen
¼ de taza de tomates disecados conservados en aceite, escurridos
¼ de taza de aceitunas negras rebanadas
2 cucharadas de albahaca fresca picada
2 cucharadas de perejil fresco picado
⅛ de cucharadita de ajo en polvo

RINDE: 4 porciones
TAMAÑO DE LA PORCIÓN: 1 champiñón y 100 gramos de tofu

Platos principales

Coloca los champiñones en un plato de vidrio con la parte interior hacia arriba. Bate los ingredientes para marinar en un recipiente pequeño y derrama la mezcla sobre los champiñones. Déjalos marinar a temperatura ambiente por treinta minutos.

Mientras se marinan, prepara el tofu con tomate disecado. Coloca las rebanadas de tofu en una fuente para el horno de veinte por veinte centímetros y rocíalas con aceite de oliva. Cúbrelas con los tomates disecados y las aceitunas. Agrega la albahaca, el perejil y el ajo. Déjalas reposar a temperatura ambiente por treinta minutos. Precalienta el horno en la función del gratinador mientras el tofu se marina. Llévalo al horno y cocínalo de cinco a siete minutos.

Precalienta la parrilla. Cuando esté lista, coloca los champiñones al calor por cinco minutos, dándoles la vuelta a la mitad de la cocción.

Para servir, coloca el champiñón asado en un plato, luego la rodaja de tofu, y báñalos con una cucharada o dos del marinado de romero por encima.

Notas

- Reemplaza los tomates disecados por un cuarto de taza de pimiento rojo asado.
- Usa orégano fresco picado en vez de albahaca.
- Agrégale alcachofas en lata picadas o cebolla en cuadritos a las rodajas de tofu.
- Bragg's Liquid Aminos es una alternativa a la salsa de soja que no contiene sal o conservantes agregados. Bragg's Liquid Aminos es un concentrado de proteínas certificado como no-GMO (no genéticamente modificado), derivado de los granos de soja, que contiene dieciséis aminoácidos esenciales y no esenciales.

> Los champiñones Portabello (o Portobella) son fáciles de identificar por su gran tamaño, que es al menos de ocho centímetros de diámetro. Por lo general se comen gratinados o asados a la parrilla, pero también se pueden hornear o saltear. Los Portabellos a menudo se usan en reemplazo de las hamburguesas en recetas veganas o vegetarianas.

Fideos de espinacas y alcachofas con verduras

RINDE: 12 porciones
TAMAÑO DE LA PORCIÓN: alrededor de 1 taza

½ kilogramo de fideos integrales
1 cucharada de aceite de oliva extra virgen
½ taza de cebolla morada cortada en cuadritos
1 taza de alcachofas en lata, escurridas y picadas, reservando dos cucharadas del jugo

1 taza de pimientos rojos asados en frasco, escurridos y picados

½ taza de aceitunas negras picadas

1 receta de *Crema de espinacas y alcachofas* (p. 89)

Cocina los fideos según las instrucciones del paquete. Mientras se está cocinando la pasta, calienta el aceite de oliva a fuego medio y agrega la cebolla. Cocínala de tres a cinco minutos o hasta que esté suave y translúcida. Agrega las alcachofas, el jugo de alcachofas, los pimientos y las aceitunas. Reduce el fuego hasta que la pasta esté lista.

Cuando los fideos se hayan terminado de cocinar, cuélalos. Agrégales la *Crema de espinacas y alcachofas* y la mezcla de verduras. Si deseas, añade un cuarto de taza de agua caliente o una o dos cucharadas de aceite de oliva para aligerar la salsa antes de servirlos. Mézclalo bien y sirve.

Notas

- Reemplaza la pasta por dos tazas de arroz integral cocido.
- Otras ideas de verduras son brócoli picado, habichuelas, champiñones y/o tomates.

> Las aceitunas tienen un alto contenido de ácido oleico, una grasa monoinsaturada que ha demostrado reducir los niveles de colesterol en la sangre. También le proveen al cuerpo hierro, vitamina E, cobre y fibra alimenticia.

Frijoles negros al horno con chile

2 latas (425 gramos) de frijoles negros, enjuagados y escurridos

2 latas (230 gramos) de salsa de tomate

2 tazas de arroz integral cocido

1 lata (400 gramos) de granos de maíz, escurridos

1 taza de pimientos asados en frasco, escurridos y picados (ver *Notas*)

½ taza de cebolla cortada en cuadritos

1 cucharada de chile en polvo

RINDE: 6 porciones
TAMAÑO DE LA
PORCIÓN: alrededor
de 1 taza

Precalienta el horno a temperatura moderada (180 ºC). Coloca los frijoles en un recipiente grande y aplástalos un poco. Agrega la salsa de tomate, el arroz, el maíz, los pimientos, la cebolla y el chile. Mézclalos hasta que estén bien unidos. Engrasa una fuente para el horno con aceite de oliva y vierte en ella la mezcla. Hornéala por veinte minutos o hasta que esté todo caliente.

Notas

- Sírvelos solos o como relleno para las *Tortillas integrales*.
- Úsalos como pasta para untar con los *Nachos*.
- Rocíalos sobre *Cuadrados de polenta gratinados*.
- Otra opción es hervir los pimientos en vez de asarlos. Simplemente quítales el tallo y las semillas y córtalos en trozos. Colócalos en agua hirviendo y cocínalos durante cinco minutos.
- Otras ideas para la cobertura incluyen: rodajas de aguacate, tomates cherry, cebollino y/o aceitunas negras.

> Para asar los pimientos tú mismo, córtalos en mitades o cuartos. Quítales las semillas y membranas y colócalos en una fuente para el horno de veintiocho por cuarenta y cuatro centímetros, con la parte de la cáscara hacia arriba. Ubica la fuente a aproximadamente diez centímetros de distancia del gratinador. Ásalos por veinte minutos o hasta que la cáscara esté marrón.
>
> Transfiere de inmediato los pimientos a una bolsa de papel o plástico. Ciérrala y déjalos reposar por veinte minutos. El vapor que se produce dentro hará que la cáscara se afloje. Sácalos de la bolsa. Cuando estén lo suficiente fríos como para manipularlos, retira la cáscara con las manos o un cuchillo.

Hamburguesas de dos frijoles

RINDE: 4 porciones
TAMAÑO DE
LA PORCIÓN: 1
hamburguesa

1 cucharadita de aceite de oliva extra virgen
2 cucharadas de cebolla picada
1 taza de frijoles negros en lata, enjuagados y escurridos
1 taza de frijoles Great Northern en lata, enjuagados y escurridos
2 cucharadas de linaza
1 cucharadita de ajo en polvo

¼ de cucharadita de comino
¼ de cucharadita de sal

Aplasta los frijoles en un recipiente amplio, dejando un cuarto de la cantidad sin machacar, y ponlos aparte.

Calienta el aceite de oliva a fuego medio y agrega la cebolla. Cocínala hasta que la cebolla esté suave y translúcida. Ponla en un recipiente con los frijoles y agrega la linaza, el ajo, el comino y la sal.

Coloca nuevamente la sartén a fuego medio y agrega una cucharadita de aceite de oliva si fuera necesario para evitar que las hamburguesas se peguen. Con una cuchara, separa la mezcla para formar cada hamburguesa y ponlas en la sartén. Aplánalas con una espátula. Cocínalas cinco minutos o hasta que estén doradas o medio crocantes. Dales vuelta y cocínalas cinco minutos más por el otro lado.

Notas

- Agrega un cuarto de taza de arroz integral cocido para lograr más textura.
- Unta las hamburguesas con *Guacamole con un extra de energía.*
- Cúbrelas con rodajas de tomate, lechuga y/o cebolla.
- Prueba con el *Condimento para tacos* o un aderezo de chile en vez de usar comino, ajo en polvo y sal.
- Reemplaza la linaza por dos cucharadas de harina de avena. Prepara tu propia harina de avena colocando la avena arrollada tradicional en un procesador de alimentos o una licuadora y batiéndola hasta que quede fina (una taza de avena arrollada rendirá alrededor de tres cuartos de taza de harina de avena).

La mezcla de los frijoles negros con los Great Northern le otorga a esta hamburguesa un sabor a carne y una textura compacta.

Hamburguesas de frijoles negros y chile chipotle

RINDE: 6 porciones
TAMAÑO DE
LA PORCIÓN: 1
hamburguesa

1 lata (425 gramos) de frijoles negros, enjuagados y escurridos
1 taza de puré de batatas (aproximadamente 1 batata grande pelada)
¼ de taza de harina de avena (ver *Notas*)
½ cucharada de perejil deshidratado
¼ de cucharadita de condimento chile chipotle
¼ de cucharadita de ajo en polvo
¼ de cucharadita de sal
⅛ de cucharadita de pimienta

Precalienta el horno para utilizar el gratinador. Con un pasapurés o un tenedor, aplasta los frijoles negros en un recipiente grande, dejando más o menos un cuarto sin triturar. Mézclalos con el puré de batatas, la harina de avena, el perejil, el chile chipotle, el ajo en polvo, la sal y la pimienta. Retira con una cuchara una porción equivalente a un tercio de taza de la mezcla de frijoles y colócala en una bandeja para el horno de veintiocho por cuarenta y cuatro centímetros previamente untada con aceite de oliva. Aplánala y dale la forma de un círculo. Repite el proceso con la mezcla restante hasta formar seis hamburguesas.

Gratínalas a diez centímetros del gratinador de siete a ocho minutos o hasta que estén doradas. Dales vuelta cuidadosamente con una espátula. Gratínalas dos o tres minutos más y sírvelas.

Notas

- Unta las hamburguesas con *Guacamole con un extra de energía.*
- Cúbrelas con rodajas de tomate, lechuga y/o cebollas.
- Prepara tu propia harina de avena colocando la avena arrollada tradicional en un procesador de alimentos o una licuadora y batiéndola hasta que quede fina (una taza de avena arrollada rendirá alrededor de tres cuartos de taza de harina de avena).

El chipotle es un chile jalapeño usado primordialmente en México y en el arte culinario inspirado en ese país, como por ejemplo en la cocina mexicana-estadounidense y Tex-Mex. El chile chipotle es considerado de picor medio comparado con otros chiles.

Jardinera de quinua

½ taza de quinua

1 taza de agua

½ cucharada de aceite de oliva extra virgen

½ taza de cebolla morada cortada en dados

1-2 dientes de ajo molidos (usa 2 si deseas un sabor más fuerte)

½ taza de tallos de espárragos picados

½ taza de pimientos rojos en trocitos

½ taza de tomates en cubos, con cáscara y semillas

2 cucharadas de piñones

¼ de taza de perejil fresco picado

1½ cucharadas de orégano fresco picado o 1 cucharadita de orégano deshidratado

¼ de cucharadita de sal

RINDE: 6 porciones
TAMAÑO DE LA PORCIÓN: alrededor de ½ taza

Coloca la quinua en un colador de malla fina y enjuágala bajo el grifo hasta que el agua corra clara. Traspasa la quinua a una cacerola pequeña y agrégale el agua. Llévala al punto de hervor. Reduce el fuego al mínimo y tápala. Déjala hervir lentamente con la cacerola semidestapada por alrededor de veinte minutos o hasta que casi todo el líquido haya sido absorbido.

Mientras la quinua se está cocinando, calienta el aceite en una sartén grande a fuego mediano. Agrega las cebollas y cocínalas hasta que estén suaves y translúcidas. Añade el ajo y cocínalo por treinta segundos, revolviéndolo constantemente para que no se queme. Adiciona los espárragos, los pimientos rojos y los tomates, apretando un poco los tomates con tus manos para que suelten el jugo en la sartén. Cocina a fuego mínimo de cinco a ocho minutos.

Agrega la quinua cocida a la sartén, así como también los piñones, el perejil, el orégano y la sal. Mézclalo todo bien y cocínalo hasta que esté caliente. Luego sírvelo.

Notas

- También se puede usar como un complemento frío o como cobertura para una ensalada de lechuga.
- Agrégale un cuarto de taza de *Aderezo de tomate y aguacate, Aderezo italiano para ensaladas* o *Aderezo de limón y tahini*.

Platos principales

- Otras verduras pueden ser: alcachofas, brócoli, zanahorias, apio, habichuelas y/o champiñones.

> Aunque la quinua por lo general se considera un grano integral, en realidad es una semilla. Sin embargo, se puede preparar y usar como un grano integral, del mismo modo que el arroz integral.

Pimientos rellenos al estilo griego

RINDE: 6 porciones
TAMAÑO DE LA PORCIÓN: alrededor de 2 mitades de pimiento

1 cucharada de aceite de oliva extra virgen
½ taza de cebolla picada
½ taza de calabacín cortado en cuadritos
1 diente de ajo molido
1 lata (230 gramos) de salsa de tomate
3 alcachofas en lata, escurridas y picadas
½ taza de aceitunas negras picadas
1 cucharadita de orégano deshidratado o 1 cucharada de orégano fresco picado
½ cucharadita de sal
6 pimientos medianos (verde, naranja, rojo y/o amarillo)
2 tazas de quinua cocida
1½ cucharadas de piñones

Precalienta el horno a temperatura moderada (180 ºC). Coloca las alcachofas en la procesadora de alimentos y pulsa hasta que estén bien trituradas. Ponlas aparte. Calienta el aceite de oliva extra virgen a fuego medio. Agrega la cebolla y el calabacín. Sofríelos de tres a cinco minutos o hasta que las verduras estén blandas. Baja el fuego y agrega el ajo. Cocínalo por treinta segundos, revolviéndolo constantemente para que no se queme. Agrega la salsa de tomate, las alcachofas, las aceitunas, el orégano, el perejil y la sal. Cocina por quince minutos o hasta que la salsa esté espesa.

Mientras está lista la salsa, prepara los pimientos. Córtalos en mitades a lo largo y quítales el pedúnculo y las semillas. Sumerge los pimientos en agua hirviendo por cinco minutos. Cuélalos y ponlos en una bandeja de horno amplia, con la parte cortada hacia arriba. Cuando la salsa esté lista, mézclala con la quinua y los piñones. Revuélvelo todo bien. Rellena las mitades de los pimientos con la mezcla. Vierte agua caliente en la bandeja hasta una profundidad de uno y medio centímetros. Hornea sin cubrir por veinte minutos.

Notas

- Aumenta el contenido de proteínas de este plato agregándole una lata (425 gramos) de frijoles Great Northern o pintos, enjuagados y escurridos.
- Usa arroz integral o cuscús en vez de quinua.
- Agrégale hojas de espinacas frescas.

> El pimiento o pimentón dulce tiene una forma hermosa, es de apariencia brillosa y viene en una variedad de colores vivaces como verde, rojo, amarillo, naranja, púrpura, marrón y negro. Si le das un mordisco a un pimiento fresco, descubrirás una textura crocante y refrescantemente dulce. Los pimientos verdes y púrpuras tienden a ser los más amargos, mientras que los rojos, naranjas y amarillos son más dulces, casi con un sabor a frutas.

Pizza de antipasto

Masa

3 tazas de arroz integral cocido
2 cucharadas de aceite de oliva extra virgen
¼ de taza de harina de avena (ver *Notas*)
¼ de cucharadita de ajo en polvo
¼ de cucharadita de cebolla en polvo

Salsa

1 lata (230 gramos) de salsa de tomate
1 cucharadita de albahaca deshidratada
1 cucharadita de perejil deshidratado
1 cucharadita de orégano deshidratado
¼ de cucharadita de ajo en polvo

RINDE: 4-6 porciones
TAMAÑO DE LA PORCIÓN: 1-2 tajadas

Cubierta

¼ de taza de alcachofas en lata, escurridas
¼ de taza de aceitunas negras picadas
¼ de taza de pimientos asados en frasco, escurridos y picados
60 gramos (½ taza) de tofu extra-firme, rallado
1 cucharada de perejil fresco picado

Precalienta el horno a temperatura fuerte (200 ºC). Mezcla el arroz, el aceite, la harina de avena, el ajo y la cebolla en un recipiente grande. Revuélvelos bien. Engrasa el fondo y los lados de una fuente para tartas de veintidós centímetros de diámetro por cinco de alto con aceite de oliva. Presiona el arroz de manera pareja contra el fondo, formando una capa de algo más de dos centímetros de alto que simule la masa. Hornéalo de ocho a diez minutos o hasta que el arroz esté dorado. Combina la salsa de tomate, la albahaca, el orégano, el perejil y el ajo en un recipiente pequeño. Espárcelos por encima de la masa y cubre todo con las alcachofas, las aceitunas y los pimientos. Espolvoréale el tofu rallado y el perejil. Hornéalo por diez minutos. Retíralo del horno y déjalo reposar cinco minutos para que las porciones se mantengan intactas cuando las sirvas.

Notas

- Prepara tu propia harina de avena colocando la avena arrollada tradicional en un procesador de alimentos o una licuadora y batiéndola hasta que quede fina (una taza de avena arrollada rendirá alrededor de tres cuartos de taza de harina de avena).
- Si no tienes rallador, usa tus manos para desmenuzar el tofu.
- Otras ideas para usar en la cubierta son: pimientos verdes en cuadritos, champiñones, cebolla, espinacas y calabacín.

> Antipasto es una palabra italiana que significa «antes de la pasta». El antipasto es el primer plato tradicional en una comida italiana formal. Por lo general se trata de un entremés frío que incluye carnes, aceitunas, queso y verduras.

Pizza mexicana

Masa

1½ tazas de harina de maíz (polenta)

1 taza de harina integral de trigo

1 taza de agua tibia

1 cucharada de aceite de oliva extra virgen

½ cucharadita de comino

⅛ de cucharadita de pimienta de cayena

Salsa

1 lata (425 gramos) de frijoles pintos, sin escurrir

2 dientes de ajo molidos

½ cucharadita de cebolla en polvo

Cubierta

1 taza de *Salsa* (p. 106), escurrida

1 lata (400 gramos) de granos de maíz, escurridos y asados (ver *Notas*)

110 gramos de tofu para tacos desmenuzado (opcional)

½ taza de pimientos rojos asados en frasco, picados

½ taza de aceitunas negras rebanadas

½ taza de cebolla picada

¼ de cucharadita de comino

Tofu para tacos desmenuzado

230 gramos de tofu extra-firme, cortado en cubitos

½ cucharada de aceite de oliva extra virgen

½ cucharadita de comino

½ cucharadita de ajo en polvo

¼ de cucharadita de sal

⅛ de cucharadita de pimienta de cayena

RINDE: 4 porciones
TAMAÑO DE LA PORCIÓN: alrededor de 2 rebanadas

Platos principales

Precalienta el horno a temperatura alta (230 °C). Mezcla los ingredientes de la masa en un recipiente grande o un procesador de alimentos hasta que formen una bola. Espolvorea con un poco de harina un rodillo y aplana la bola hasta formar un círculo de unos treinta centímetros de diámetro. Colócala luego en un molde para pizza untado con aceite. Si la masa está muy pegajosa como para pasarle el rodillo por encima, coloca un poco de harina en tus dedos y presiona la bola hacia los bordes. Con un tenedor, haz agujeritos en toda la masa. Hornéala por diez minutos y retírala del horno.

Mientras la masa se está horneando, prepara el tofu desmenuzado si lo deseas. Coloca el comino, el ajo, la sal y la pimienta de cayena en un recipiente pequeño y mézclalos bien. Calienta el aceite en una sartén y agrega el tofu. Añade el comino, el ajo, la sal y la pimienta de cayena. Cocínalo dos o tres minutos, revolviéndolo constantemente.

Cuando la masa esté lista, retírala del horno y esparce la mezcla de los frijoles pintos y la salsa. Agrega media taza de granos de maíz asados, el tofu para tacos desmenuzado (opcional), los pimientos rojos asados, las aceitunas y la cebolla. Rocía la pizza con comino. Hornéala de quince a veinte minutos o hasta que los bordes de la masa estén dorados y un poco crocantes. Retírala del horno y déjala reposar cinco minutos antes de cortarla y servirla.

Notas

- Para asar los granos de maíz, colócalos en una bandeja para el horno de veintiocho por cuarenta y cuatro centímetros levemente untada con aceite de oliva y espárcelos bien. Hornéalos a 220 °C por diez minutos. Revuélvelos bien y regrésalos al horno por otros cinco o diez minutos. El maíz debe estar un poco dorado.
- Usa los granos de maíz restantes en un salteado o una ensalada.
- Agrégale media taza de frijoles negros en lata, escurridos.
- Para elaborar una masa libre de gluten, usa arroz integral en vez de harina de maíz. También puedes utilizar solo harina de maíz si lo prefieres.
- A fin de preparar el tofu para tacos desmenuzado, agrégale una cucharadita de *Aderezo para tacos* en vez de las especias sugeridas.

No dejes que la lista de ingredientes de esta Pizza mexicana te intimide. Aunque es una receta bastante compleja, puedes simplificarla haciendo algo del trabajo de preparación por anticipado. Prepara la masa y déjala reposar. Corta las verduras y guárdalas en recipientes. Prepara la mezcla de frijoles y el tofu para tacos desmenuzado. Ahora ya tienes la mitad de la tarea hecha. Todo lo que resta es armar la pizza y cocinarla.

Pizza sin levadura con «queso» de macadamias

Masa
2½ tazas de harina integral de trigo
2 cucharadas de linaza
1 cucharadita de sal
1 taza de agua tibia
1 taza de *Crema de espinacas y alcachofas* (p. 89)
1 taza de *Salsa de tomate clásica* (p. 165)

Queso de macadamias
½ taza de macadamias sin tostar

Cobertura
Pimientos verdes, champiñones, aceitunas negras, cebollas, pimientos rojos asados

Mezcla la harina, la linaza, la sal y el agua en un procesador de alimentos hasta que se forme una bola. Colócala sobre una superficie lisa enharinada y amásala por cinco minutos. Transfiérela a un recipiente y cúbrela bien con un plástico. Déjala reposar a temperatura ambiente por treinta minutos.

Precalienta el horno a temperatura muy fuerte (230 ºC). Espolvorea con un poco de harina un rodillo y aplana la bola hasta formar un círculo de unos treinta centímetros de diámetro (el tamaño del círculo dependerá del grosor que prefieras darle a la masa). Colócala luego en un molde para pizza untado con aceite. Si la masa está muy pegajosa como para pasarle el rodillo por encima, coloca un poco de harina en tus dedos y presiona la bola hacia los bordes. Con un tenedor, haz agujeritos en toda la masa. Hornéala por diez minutos y retírala del horno.

Úntala con *Crema de espinacas y alcachofas* y luego cúbrela con *Salsa de tomate clásica*. Agrega los condimentos deseados. Hornéala otros veinte minutos o hasta que los bordes de la masa estén dorados y crocantes. Retírala del horno y déjala reposar cinco minutos antes de cortarla y servirla. Mientras que la pizza se está enfriando, coloca media taza de macadamias en la procesadora y tritúralas muy fino a modo de queso parmesano rallado. Rocíalas encima de la pizza cocinada y sírvela.

Platos principales

Notas

• Reemplaza la *Crema de espinacas y alcachofas* por *Pesto*.

> Las macadamias son altamente nutritivas y tienen un suave y rico sabor a mantequilla. También poseen la mayor cantidad de grasas monoinsaturadas de todas las nueces.

Rollitos a la romana

RINDE: 2 porciones
TAMAÑO DE LA PORCIÓN: alrededor de 2 hojas rellenas

4 corazones u hojas de lechuga romana
½ taza de *Hummus* (p. 99)
¼ de taza de rodajas de pepino, cortadas en forma de medialunas de alrededor de medio centímetro
¼ de taza de zanahoria rallada
¼ de taza de calabacín cortado en daditos
½ pimiento amarillo cortado en juliana

Esparce dos cucharadas de hummus en cada hoja. Cúbrelo con el aguacate, las zanahorias, el calabacín y el pimiento. Cómelo como si fuera un taco o enróllalo como una tortilla (dependiendo del tamaño y la forma de la hoja).

Notas

• Sustituye las hojas de lechuga romana por hojas de repollo bok choy.
• Usa *Hummus confeti*.
• Otras ideas para el relleno son alcachofas, aguacate, frijoles, arroz integral cocido, brócoli, pimiento verde, champiñones, aceitunas, cebolla, pimiento rojo, semillas de girasol y/o tomates.

> La lechuga romana por lo general sirve muy bien para hacer rollitos, dado que sus hojas grandes y firmes pueden contener bien los ingredientes.

Tofu marinado

230 gramos de tofu (requesón de soja) extra-firme, escurrido
¼ de taza de jugo de piña sin endulzar
2 cucharadas de Bragg's Liquid Aminos o salsa de soja
1 diente de ajo molido

RINDE: 4 porciones
TAMAÑO DE LA
PORCIÓN: alrededor
de 60 gramos

Corta el tofu en lonjas de alrededor de dos centímetros y colócalo en una fuente para el horno de veinte por veinte centímetros. Combina el jugo de piña, la salsa de soja y el ajo en un recipiente pequeño. Usa un batidor de alambre para mezclarlo bien. Derrámalo encima del tofu y ponlo a marinar en el refrigerador de treinta a cuarenta y cinco minutos.

Notas

- Úsalo para hacer *Verduras con sésamo, arroz y tofu.*
- Bragg's Liquid Aminos es una alternativa a la salsa de soja que no contiene sal o conservantes agregados. Bragg's Liquid Aminos es un concentrado de proteínas certificado como no-GMO (no genéticamente modificado), derivado de los granos de soja, que contiene dieciséis aminoácidos esenciales y no esenciales.

El tofu, o requesón de soja, es un alimento blando de color blanco que se elabora cuajando la leche de soja y luego presionando la cuajada resultante para formar bloques. Por causa de su textura similar al queso, el tofu a menudo se usa como sustituto de las carnes, quesos y ciertos productos lácteos.

Tortas de tahini y arroz salvaje

1½ tazas de arroz salvaje cocido
2 cucharadas de harina de avena (ver *Notas*)
2 cucharadas de cebolla común o cebollino picado
1 cucharada de aceite de oliva extra virgen
1 cucharada de tahini
1 cucharada de perejil fresco picado o 1 cucharadita de perejil deshidratado

RINDE: 4 porciones
TAMAÑO DE LA
PORCIÓN: 1 tortilla
de arroz

¼ de cucharadita de sal
Rodajas de aguacate

Combina todos los ingredientes, excepto las rodajas de aguacate, en un recipiente grande, mezclándolos bien. Calienta el aceite de oliva en una sartén grande a fuego medio. Con la ayuda de una cuchara, separa un tercio de taza de la mezcla para cada torta y aplánala en la sartén con una espátula. Cocínala cinco minutos, dales vuelta y cocínala otros dos minutos por el otro lado. Sírvelas tibias. Colócales encima las rodajas de aguacate si lo deseas.

Notas

- Prepara tu propia harina de avena colocando la avena arrollada tradicional en un procesador de alimentos o una licuadora y batiéndola hasta que quede fina (una taza de avena arrollada rendirá alrededor de tres cuartos de taza de harina de avena).
- Las tortas de arroz se apisonarán mejor y no se desarmarán si el arroz está tibio.
- Rocíalas con *Salsa* o *Guacamole con un extra de energía*.
- Reemplaza el arroz salvaje por arroz integral, o prueba una combinación de ambos.
- Sírvelo como complemento con una sopa o ensalada.

El tahini es una pasta consistente hecha de semillas de sésamo molidas. Constituye un ingrediente básico en la cocina del Medio Oriente y se puede conseguir en las tiendas de comidas naturistas y la mayoría de las grandes cadenas de almacenes.

Tortillas integrales

RINDE: 8 porciones
TAMAÑO DE LA
PORCIÓN: 1 tortilla

2 tazas de harina de trigo integral
½ taza de harina de arroz integral o harina de soja
2 cucharadas de linaza (opcional)
1 cucharada de sal
1 taza de agua tibia

Mezcla las harinas, la linaza, la sal y el agua en un procesador de alimentos hasta que la masa forme una bola. Colócala sobre una superficie lisa enharinada y amásala por cinco minutos. Ponla luego en un recipiente y cúbrela bien con un plástico. Déjala reposar a temperatura ambiente por treinta minutos.

Divide la masa en ocho piezas iguales, formando con cada una un círculo de veinte centímetros de diámetro y medio centímetro de espesor. Engrasa una sartén con aceite de oliva y ponla a fuego medio-bajo. Cocina la tortilla por un minuto. Dale la vuelta y cocínala de dos a tres minutos por el otro lado o hasta que en la tortilla se hagan burbujitas. Repite el proceso para cada una de las restantes.

Notas

- Unta las tortillas con *Hummus confeti*, *Crema de frijoles Great Northern*, *Hummus*, *Pesto* o *Crema de espinacas y alcachofas.* Rellénalas con frijoles, arroz y otras verduras.
- Rellénalas con *Frijoles negros al horno con chile* o *Ensalada de tacos.*
- En vez de harina de arroz integral, usa otra harina integral, como por ejemplo amaranto, cebada, avena, quinua o escanda.
- La linaza es un polvo hecho a partir de semillas de lino trituradas. Se consigue en las tiendas naturistas y algunos almacenes. En vez de comprarla, también puedes moler las semillas por tu cuenta usando un molinillo de pimienta o café.

Los alimentos integrales contienen las tres partes del grano: el salvado, el endosperma y el germen. Los granos integrales son una buena fuente de vitamina B, vitamina E, magnesio, hierro y fibra, así como también de otros antioxidantes valiosos que no se hallan en algunas frutas y verduras. Puedes identificar si un producto es integral mirando la lista de ingredientes. Si lo es, el grano será el primer elemento mencionado. Además, busca la palabra «integral» detrás del nombre del grano. Por ejemplo, la «harina de trigo integral» es un producto integral, pero si solo dice «harina de trigo», no lo es.

Verduras con sésamo, arroz y tofu

RINDE: 4 porciones
TAMAÑO DE LA
PORCIÓN: alrededor
de 1¼ tazas

1 cucharada de aceite de oliva extra virgen
1 taza de cebolla picada
1 diente de ajo molido
¼ de taza de jugo de piña sin endulzar o agua
⅛ de taza de Bragg's Liquid Aminos o salsa de soja
½ cucharada de tahini
½ cucharadita de jengibre molido
1½ tazas de arroz salvaje cocido
1 receta de *Tofu marinado* (p. 199)
2 tazas de ramilletes de brócoli hervidos al vapor, cortados
1 taza de zanahoria hervida al vapor, cortada
¼ de taza de nueces tostadas picadas
2 cucharadas de semillas de sésamo

Prepara el *Tofu marinado* como dice la receta y ponlo aparte. Calienta el aceite de oliva en una cacerola grande a fuego medio. Agrega la cebolla y cocínala hasta que esté suave y translúcida. Añade el ajo y cocínalo por treinta segundos, removiéndolo constantemente para que no se queme. Mezcla el jugo de piña, la salsa de soja, el tahini y el jengibre en un recipiente pequeño. Usa un batidor de alambre para mezclarlo bien y viértelo dentro de la sartén. Agrega el arroz, el tofu, el brócoli y las zanahorias y cocínalo tapado por cinco minutos o hasta que esté bien caliente. Rocíalo con nueces y semillas de sésamo. Revuélvelo y sírvelo.

Notas

- Agrégale una taza de garbanzos en lata, escurridos.
- Añádele más o menos media cucharadita de raíz de jengibre cortada en daditos finos para lograr un sabor extra.
- Otras ideas de verduras son: pimientos rojos picados, alverjas o calabacín.
- Bragg's Liquid Aminos es una alternativa a la salsa de soja que no contiene sal o conservantes agregados. Bragg's Liquid Aminos es un concentrado de proteínas certificado como no-GMO (no genéticamente modificado), derivado de los granos de soja, que contiene dieciséis aminoácidos esenciales y no esenciales.

Las semillas de sésamo son diminutas, de forma ovalada y chata, confiriéndole un sabor a nuez y un delicado toque crocante a esta receta.

Jugos

Nota: Las recetas de esta sección están planeadas para ser elaboradas con una juguera que haga jugos de frutas y verduras frescas. Sin embargo, puedes convertir fácilmente los jugos en licuados usando una procesadora de máxima potencia que tenga la capacidad de pulverizar las cáscaras, semillas y pieles de los alimentos enteros. También puedes usar una licuadora común, pero precisarás alterar un poco las recetas (por ejemplo, pelar ciertas frutas si tu máquina no tiene tanta potencia como para procesarlas por completo).

Puedes ir a la página 28 para aprender algunos de los beneficios de tomar jugos.

A fin de preparar las recetas, introduce los ingredientes en la máquina. Si usas una licuadora, procesa los ingredientes hasta que estén suaves. Para una consistencia más cremosa, agrega leche de almendras, arroz o soja, tofu o cubos de hielo.

El rendimiento de todos los jugos es de dos porciones, siendo el tamaño de la porción de alrededor de ocho onzas (doscientos treinta y seis centímetros cúbicos).

- Corta las frutas y verduras de un tamaño apropiado antes de comenzar a introducirlas en la juguera.
- Las hojas de las verduras deberían envolverse en un trozo de fruta o verdura que posea un mayor contenido de agua (como una rodaja de naranja o un trozo de tomate) a fin de impedir que obstruyan la juguera.
- Si eres nuevo en el arte de hacer jugos, comienza con una receta simple que sabes que te gustará, como jugo de naranja o uva, antes de preparar algo menos dulce, como por ejemplo los jugos puros de verduras.
- Los jugos frescos se deben consumir de inmediato para aprovechar al máximo sus beneficios nutritivos. Si es necesario, puedes ponerlos en el refrigerador, pero asegúrate de beberlos dentro de las veinticuatro horas de preparados.

Jugos

Delicia cremosa de mango

1 mango grande, sin semilla y pelado
2 manzanas, sin pelar y cortadas en rodajas (descarta la parte de las semillas)
½ taza de piña fresca, cortada en trozos
1 kiwi sin pelar

Delicia de manzana ácida

2 manzanas, sin pelar y cortadas en rodajas (descarta la parte de las semillas)
1 toronja, pelada y separada en gajos
1 taza de uvas moradas sin semilla

Ensalada romana en vaso

1 taza de lechuga romana cortada, bien prensada
½ taza de ramilletes de brócoli (alrededor de medio racimo)
2 manzanas, sin pelar y cortadas en rodajas (descarta la parte de las semillas)
1 naranja, pelada y separada en gajos

Expreso oriente

3 zanahorias, sin pelar y sin los extremos
2 manzanas, sin pelar y cortadas en rodajas (descarta la parte de las semillas)
1 rodaja de raíz de jengibre sin pelar (de algo más de dos centímetros)

Jugo arco iris

2 peras, sin pelar y cortadas en rodajas (descarta la parte de las semillas)
2 naranjas, peladas y separadas en gajos
2 kiwis sin pelar
1 taza de fresas
1 taza de uvas moradas y verdes sin semillas

Jugo de hinojo al estilo neoyorquino

2 zanahorias, sin pelar y sin los extremos
2 tomates cortados en cuartos
½ bulbo de hinojo en rodajas
¼ de taza de perejil fresco, bien prensado

Jugo de naranja nuevo amanecer

2 naranjas, peladas y separadas en gajos
2 manzanas, sin pelar y cortadas en rodajas (descarta la parte de las semillas)
1 taza de uvas moradas sin semillas

Jugo de naranja y zanahoria

2 naranjas, peladas y separadas en gajos
3 zanahorias, sin pelar y sin los extremos

Jugo de regaliz dulce

3 manzanas, sin pelar y cortadas en rodajas (descarta la parte de las semillas)
½ bulbo de regaliz, cortado en rodajas

Jugos

Jugo de remolacha rubí

1 remolacha, sin los extremos y cortada en cuartos
2 naranjas, peladas y separadas en gajos
2 manzanas, sin pelar y cortadas en rodajas (descarta la parte de las semillas)

Jugo de tomate

2 tomates grandes cortados en cuartos
2 zanahorias, sin pelar y sin los extremos
2 tallos de apio con las hojas

Jugo de zanahoria con hinojo y apio

3 zanahorias, sin pelar y sin los extremos
2 tallos de apio con las hojas
1 taza de bulbo de hinojo cortado

Mezcla de naranja, arándanos y espinacas

2 naranjas, peladas y separadas en gajos
1 taza de arándanos frescos
1 taza de hojas de espinacas frescas, bien prensadas

Néctar de manzana y brócoli

3 manzanas, sin pelar y cortadas en rodajas
1 taza de ramilletes de brócoli (alrededor de medio racimo)
1 taza de arándanos

Todo verde

2 manzanas Granny Smith, sin pelar y cortadas en dados

1 taza de espinacas frescas, bien prensadas, con las hojas intactas

½ pepino, sin pelar y cortado en cuartos a lo largo

1 taza de uvas verdes

¼ de taza de perejil fresco, bien prensado

½ lima, pelada y a temperatura ambiente (para exprimir más fácil)

Jugos

los

APÉNDICES

Reconocimientos

A mi *Señor y Salvador Jesucristo:* ¡Te doy todas las gracias y la alabanza a ti, Señor Dios! Gracias por tu fidelidad al permitirme completar esta buena obra. Que lleve honor y gloria —y gente— a ti.

A mi esposo, *Justin:* Gracias por creer en mí siempre. Tu apoyo constante me ayudó a continuar, aun cuando encontré obstáculos o me debilité a lo largo del camino. Gracias por darme tiempo para escribir cada vez que lo necesité… ¡y por probar todas mis recetas! No puedo imaginarme disfrutar la vida y el gozo de haber alcanzado este sueño sin ti. Te amo mucho.

A mis hijas, *Isabelle y Jocelyn*: Ustedes son dos tesoros del Señor. Oro que siempre sepan que no hay nada demasiado difícil para Dios. El libro de mamá es una evidencia de esta verdad. ¡Las amo!

A mi *familia y amigos*: Gracias por orar continuamente por mí durante todos los años que trabajé en este proyecto. Han jugado un rol muy importante en la escritura de este libro debido a la forma en que tocaron mi vida. Le doy gracias a Dios por todos ustedes.

A mi *editora, Sandra Vander Zicht:* Todavía estoy sorprendida por la forma en que Dios nos reunió. Gracias por captar la visión del potencial de este libro y ayudarme a desarrollar mis habilidades como escritora. Tu riqueza de conocimientos moldeó mis pensamientos incompletos acerca del Ayuno de Daniel y los transformó en una poderosa fuente de información.

A mi *otro editor, Brian Phipps:* Gracias por la cantidad de horas que pasaste refinando mi manuscrito a fin de dejarlo listo para publicarlo. Dios te ha dado un buen ojo para los detalles y una pasión por la palabra escrita, y estoy agradecida que él usara tus fuerzas para hacer que este libro fuera exactamente como lo deseaba.

A mi *director de mercadeo, Tom Dean:* Gracias por tu sabiduría e ideas creativas en cuanto a cómo maximizar la promoción de este libro, de modo que las personas de todas partes se puedan beneficiar de su mensaje. Gracias también por tu paciencia conmigo como autora nueva y entusiasta que recién está dando los primeros pasos en la industria editorial.

Al equipo de edición, mercadeo y diseño de Zondervan: ¡Gracias por su compromiso con este libro y por usar sus talentos para servir al Señor! Aunque nunca llegue a saber sus nombres, aprecio todo el trabajo que han hecho.

A mi agente, Les Stobbe: Gracias, Les, por avanzar con fe y confiar en que Dios tenía algo grande en mente para este libro. Cuando nos conocimos, no tenía idea de cómo el Señor usaría esa primera crítica para poner sus planes en acción. En su sabiduría infinita, él sabía exactamente quién sería el agente perfecto para este libro. Estoy feliz de que te haya elegido a ti.

A todos los que contribuyeron con los testimonios del Ayuno de Daniel: Gracias por dedicar el tiempo para escribir lo que Dios hizo en sus vidas a través del Ayuno de Daniel. Estoy segura de que él usará sus testimonios para alentar a muchos otros en su camino.

Preguntas frecuentes sobre el ayuno

¿Por qué se incluyen cereales integrales y otras comidas cuando Daniel comió solamente verduras?

Esa es una gran pregunta, una que yo misma me hice cuando estaba estudiando el Ayuno de Daniel por primera vez. Las guías de comidas para el Ayuno de Daniel están basadas en una combinación de dos pasajes bíblicos. En Daniel 1, el profeta Daniel come solo verduras y bebe únicamente agua. En Daniel 10, se abstiene de comidas especiales, carne y vino. La mayoría de los comentaristas creen que «comidas especiales» se refiere a panes y dulces.

Como la Biblia no menciona con detalles de lo que Daniel comió, a menudo hay variantes de las directrices con respecto a este ayuno en el tiempo presente. Por ejemplo, algunos pueden adoptar un plan de comidas más radical y eliminar todo, excepto las frutas y verduras, por tres semanas. Otros pueden elegir incluir algunos alimentos que nosotros no damos como opción, por ejemplo, el pescado y los huevos. No obstante, las pautas que se dan en este libro son las más aceptadas para este tipo de ayuno.

Lo más importante es que no te enfoques en el ayuno de una manera legalista, sino que renuncies a las comidas que de manera habitual comes y disfrutas. Tus elecciones durante el ayuno pueden ser algo distintas a las de otra persona, y eso está bien. Algunas personas tienen que ser más estrictas que otras para que su ayuno requiera un sacrificio verdadero. Si alguien por lo general come cereales integrales, tal vez quiera eliminarlos por ese período de veintiún días. Para otros, el solo hecho de comenzar un Ayuno de Daniel es lo suficiente desafiante. Recuerda que lo más importante de este ayuno es que busques al Señor en oración y te acerques a él. Dios te guiará y te dará sabiduría con respecto a qué cosas necesitas hacer a un lado. Trata de no aferrarte tanto a lo que no puedes comer para que no te robe la paz que Dios quiere que experimentes al buscarlo a él.

¿Puedo usar ingredientes comprados en vez de tener que hacerlo todo yo?

Sí, hay una cierta cantidad de cosas que puedes comprar que cumplen con las pautas del Ayuno de Daniel. Por ejemplo, si no tienes tiempo de elaborar tus propios nachos, puedes comprarlos de una marca que los hornee en vez de freírlos y que no contenga nada de azúcar, conservantes o químicos agregados (por ejemplo, los Tostitos horneados). Otros alimentos envasados que probablemente consigas en la tienda de comidas naturistas son el hummus, el guacamole, la salsa y el caldo de verduras. Sin embargo, tienes que leer con cuidado las etiquetas para asegurarte de que no contienen ninguno de los ingredientes restringidos. El azúcar es uno de esos ingredientes que se agregan a más comidas de las que te imaginas. La palabra *azúcar* no siempre aparece en la lista de ingredientes, sino que a veces se hace referencia a ella como jarabe de maíz, dextrosa, fructosa, maltodextrina, melaza, jarabe de arroz y sacarosa. Si tienes alguna duda sobre si un alimento está permitido, ve a la sección «Qué alimentos comer» y «Qué alimentos evitar» en la página 64.

¿Qué hay acerca de ir a comer afuera?

Sí, es posible ir a comer a un restaurante durante el Ayuno de Daniel, pero debes hacer tu tarea primero. Mira los menús en línea antes de salir a fin de ver cuáles son las opciones. Llama al restaurante si tienes preguntas acerca de un plato en particular y cómo se prepara. A veces me he llevado mi propio aderezo casero y simplemente he pedido una ensalada.

¿Cómo puedo saber si un producto es integral?

Mira la lista de ingredientes en la etiqueta. Si algo es de veras integral, figurará en la lista como: cien por ciento integral, avena integral, centeno integral, y así sucesivamente. Sin embargo, si solo ves que dice harina de trigo o harina de trigo enriquecida, no tienes un producto completamente integral.

¿Puedo usar vinagre de manzana?

El vinagre de manzana se elabora con sidra de manzana fermentada. Durante el proceso, el azúcar en la sidra se reduce por medio de bacterias y levaduras a alcohol y luego a vinagre. El vinagre de manzana contiene ácido acético (al igual que otros tipos de vinagre) y algunos ácidos lácticos, cítricos y málicos.

Este tipo de vinagre en particular se considera un remedio de antaño para una gran cantidad de problemas de la salud. No obstante, técnicamente no está permitido en el Ayuno de Daniel por la fermentación y la levadura utilizada en el proceso de elaboración. Aun así, muchas personas eligen modificar su ayuno un poco para incluir elementos como el vinagre de manzana. Tú debes hacer lo que el Señor te indique. Solo recuerda no enfocarte tanto en lo que no debes comer y que eso te haga perder el propósito principal de tu ayuno: acercarte a Dios y adorarlo.

¿Por qué se permite la sal, pero no el azúcar?

En Daniel 10 el profeta describe su ayuno diciendo: «No comí manjar delicado, ni entró en mi boca carne ni vino» (Daniel 10:3, RVR-1960). Aunque no está claro lo que significa «manjar delicado», la mayoría de los comentarios llegan a la conclusión de que no comió panes ni azúcar. La paráfrasis *The Message* lo resume así: «Comí solo comida desabrida y simple» (traducción de The Message).

La sal se incluye porque se usa para realzar el sabor de las comidas. El azúcar no, ya que es adictiva y causa una variedad de problemas cuando se consume, en especial cuando se hace en exceso. Lo mismo puede decirse de la sal. Sin embargo, el azúcar es más un gusto, una comida delicada, mientras que la sal no parece entrar en esa categoría.

La idea es simplificar la dieta y recortar esas comidas que consideramos apetecibles, entre las cuales ciertamente se encuentra el azúcar. Como la Biblia no se refiere a ciertas comidas en específico, hacemos todo lo posible por determinar cuáles no deberían incluirse en el ayuno.

¿Qué efectos colaterales puedo esperar?

Los síntomas de la abstinencia son comunes, en especial al inicio del ayuno y particularmente si la cafeína o el azúcar son alimentos básicos en tu dieta. La gente que comete el error de lanzarse al ayuno con una actitud desenfadada y diciendo: «No carnes, no azúcar, no hay problema, es solo por veintiún días», se enfrentan a un duro comienzo. No se dan cuenta de que debido a que sus cuerpos están acostumbrados a tener tales productos cada día, el anhelo de esas comidas será muy fuerte una vez que se priven de ellas. Puedes experimentar dolores de cabeza, dificultades para concentrarte, dolores de estómago, fatiga, pereza y sobre todo debilidad. Por lo general los efectos colaterales desaparecen a los pocos días. Algunas personas notan una cierta alteración estomacal por el rápido incremento de fibras, pero eso también debe amainar una vez que tu cuerpo se adapta.

Versículos con los cuales alimentarse

Al encontrarme con tus palabras, yo las devoraba; ellas eran mi gozo y la alegría de mi corazón, porque yo llevo tu nombre, SEÑOR, Dios Todopoderoso.
—Jeremías 15:16

Las siguientes citas son solo algunos de los versículos a los que acudo cuando necesito aliento o me encuentro luchando con la duda o el temor. Considéralos como armas en tu arsenal espiritual al pelear la buena batalla de la fe (1 Timoteo 6:12). Mi recomendación es que hagas más que leer estos versículos de forma silenciosa. Repítelos en voz alta. ¡Declara la verdad y afírmate en ella! Al escucharte pronunciando la Palabra de Dios, serás fortalecido, porque «la fe proviene del oír, y el oír proviene de la palabra de Dios» (Romanos 10:17, RVC). Enfocarte en las promesas de Dios en vez de hacerlo en tus sentimientos reemplazará toda duda que puedas estar atravesando con una confianza total en el Señor y su bondad.

Que estos bocados de verdad nutran tu espíritu y sean una fuente de fuerzas para ti a lo largo de todo el ayuno, en especial si te sientes débil y necesitas ser renovado. Repasa la lista con frecuencia y memoriza los versículos que sean más significativos para ti. Al atesorar estas palabras en tu corazón, el Señor las traerá a tu mente en los momentos que más las necesites.

Ya te lo he ordenado: ¡Sé fuerte y valiente! ¡No tengas miedo ni te desanimes! Porque el SEÑOR tu Dios te acompañará dondequiera que vayas.
—Josué 1:9

El SEÑOR recorre con su mirada toda la tierra, y está listo para ayudar a quienes le son fieles.
—2 Crónicas 16:9

En ti confían los que conocen tu nombre, porque tú, SEÑOR, jamás abandonas a los que te buscan.
—Salmo 9:10

A ti clamo, oh Dios, porque tú me respondes; inclina a mí tu oído, y escucha mi oración.
—Salmo 17:6

Oye, SEÑOR, mi voz cuando a ti clamo; compadécete de mí y respóndeme. El corazón me dice: «¡Busca su rostro!» Y yo, SEÑOR, tu rostro busco.
—Salmo 27:7-8

Tu amor es mejor que la vida; por eso mis labios te alabarán. Te bendeciré mientras viva, y alzando mis manos te invocaré. Mi alma quedará satisfecha como de un suculento banquete, y con labios jubilosos te alabará mi boca.
—Salmo 63:3-5

Tú eres bueno, y haces el bien; enséñame tus decretos.
—Salmo 119:68

¡Cuán dulces son a mi paladar tus palabras! ¡Son más dulces que la miel a mi boca!
—Salmo 119:103

El Señor está cerca de quienes lo invocan, de quienes lo invocan en verdad.
—Salmo 145:18

Alabaré al Señor toda mi vida; mientras haya aliento en mí, cantaré salmos a mi Dios.
—Salmo 146:2

Yo soy el Señor tu Dios, que te enseña lo que te conviene, que te guía por el camino en que debes andar.
—Isaías 48:17

Porque yo sé muy bien los planes que tengo para ustedes —afirma el Señor—, planes de bienestar y no de calamidad, a fin de darles un futuro y una esperanza. Entonces ustedes me invocarán, y vendrán a suplicarme, y yo los escucharé. Me buscarán y me encontrarán, cuando me busquen de todo corazón.
—Jeremías 29:11-13

Clama a mí y te responderé, y te daré a conocer cosas grandes y ocultas que tú no sabes.
—Jeremías 33:3

Bueno es el Señor con quienes en él confían, con todos los que lo buscan.
—Lamentaciones 3:25

En efecto, habiendo sido liberados del pecado, ahora son ustedes esclavos de la justicia.
—Romanos 6:18

En conclusión, ya sea que coman o beban o hagan cualquier otra cosa, háganlo todo para la gloria de Dios.
—1 Corintios 10:31

No nos cansemos de hacer el bien, porque a su debido tiempo cosecharemos si no nos damos por vencidos.
—Gálatas 6:9

En él, mediante la fe, disfrutamos de libertad y confianza para acercarnos a Dios.
—Efesios 3:12

Todo lo puedo en Cristo que me fortalece.
—Filipenses 4:13

En él [Cristo], que es la cabeza de todo poder y autoridad, ustedes han recibido esa plenitud.
—Colosenses 2:10

Estén siempre alegres, oren sin cesar, den gracias a Dios en toda situación, porque esta es su voluntad para ustedes en Cristo Jesús.
—1 Tesalonicenses 5:16-18

Ahora bien, la fe es la garantía de lo que se
espera, la certeza de lo que no se ve.
—Hebreos 11:1

Depositen en él toda ansiedad, porque él
cuida de ustedes.
—1 Pedro 5:7

Su divino poder, al darnos el conocimiento
de aquel que nos llamó por su propia gloria y
potencia, nos ha concedido todas las cosas que
necesitamos para vivir como Dios manda.
—2 Pedro 1:3

¡Fíjense qué gran amor nos ha dado el Padre,
que se nos llame hijos de Dios! ¡Y lo somos!
—1 Juan 3:1

Herramienta para la planificación de comidas en *El Ayuno de Daniel*

Esta sección del libro complementa el plan de comidas sugerido en las páginas 66-69 y está diseñada para ayudarte a planificar tus comidas de manera más efectiva. En las siguientes páginas encontrarás la lista de ingredientes, información sobre los ingredientes y el tamaño de las porciones para cada receta sugerida desde la semana 1 a la 3.

Planificación de las comidas. Antes de comenzar el ayuno, dale un vistazo al plan de comidas sugerido para decidir si querrás utilizar todas las recetas listadas o si vas a sustituir algunas por otras recetas de este libro. Después que hayas elaborado una lista de las recetas en las que estás interesado, puedes ir a la página específica de cada receta para verlas con mayor detenimiento.

Compras en el almacén. Una vez que hayas terminado de elaborar tus menús, dirígete a las páginas siguientes a fin de confeccionar tu lista de compras para cada semana. Un consejito que hará tu experiencia más productiva es dividir la lista en categorías, como «productos enlatados», «frutas», «verduras» y «otros», así como organizar esas categorías según su ubicación en el mercado. Mientras más preparado estés antes de salir de casa, menos tiempo perderás consiguiendo las cosas que necesitarás para la semana.

Lista de ingredientes para el plan sugerido de comidas de la semana 1 (p. 66)

Nota: Los números de las páginas junto al título de la receta indican la página en la que puedes encontrar la receta completa en la Parte 3: «Los alimentos». Sin embargo, los números de las páginas que se encuentran dentro de la lista de ingredientes corresponden a la página en que se encuentra una receta listada dentro de este mismo apéndice. En esta sección no se da ninguna variación de las recetas. Para ver algunas variantes, dirígete a las recetas en la sección «Los alimentos».

Desayunos

Galletas de avena (p. 78)

RINDE: 6 porciones
TAMAÑO DE LA PORCIÓN: 2 cuadrados
1½ tazas de avena arrollada tradicional
1½ tazas de leche de almendra sin endulzar
½ taza de puré de manzanas sin endulzar
¼ de taza de albaricoques secos
¼ de taza de dátiles cortados o uvas pasas
¼ de taza de nueces o pacanas cortadas
½ cucharadita de canela
¼ de cucharadita de sal

Cereal con frutas (p. 77)

RINDE: 1 porción
TAMAÑO DE LA PORCIÓN: alrededor de 1⅓ tazas
1 banana pelada y cortada en rodajas (alrededor de una taza)
⅓ de taza de arándanos frescos
1 cucharada de almendras picadas
1 cucharada de nueces picadas
1 cucharadita de coco rallado sin endulzar
½ taza de leche de almendras o arroz sin endulzar

Licuado de fresas y banana (p. 79)

RINDE: 2 porciones
TAMAÑO DE LA PORCIÓN: alrededor de 1 taza
120 gramos de tofu (requesón de soja) extra firme
¼ de taza de leche de almendra sin endulzar
¼ de taza de jugo de manzana sin endulzar
2 cucharadas de *Dulce de dátiles* (p. 222)
1 taza de fresas cortadas
1 banana congelada, pelada y cortada en rodajas (alrededor de 1 taza)

Aperitivos y refrigerios

Cuadrados de polenta gratinados (p. 93)

RINDE: 9 porciones
TAMAÑO DE LA PORCIÓN: 2 cuadrados (6 centímetros)
6 tazas de agua
1 cucharada de sal
2 ½ tazas de harina de maíz (polenta)
1 cucharadita de albahaca u orégano seco

½ cucharadita de ajo en polvo

Almendras tostadas con canela (p. 86)

RINDE: 8 porciones
TAMAÑO DE LA PORCIÓN: alrededor de ¼ de taza
2 tazas de almendras enteras
½ cucharada de aceite de oliva extra virgen
½ cucharadita de canela
¼ de cucharadita de sal

Dulce de dátiles (p. 94)

RINDE: 12 porciones
TAMAÑO DE LA PORCIÓN: alrededor de 1 cucharada
1 taza de dátiles sin carozo (alrededor de 6 a 8 de la variedad Medjool, o de 18 a 20 de los Deglet Noor)
1 taza de agua
½ cucharadita de canela

Hummus (p. 99)

RINDE: 8 porciones
TAMAÑO DE LA PORCIÓN: alrededor de ¼ de taza
1 lata de garbanzos (400 gramos) enjuagados y escurridos
¼ de taza de tahini (pasta de semillas de sésamo o ajonjolí)
¼ de taza de agua
2 cucharadas de aceite de oliva extra virgen
2 cucharadas de jugo de limón fresco
2 dientes de ajo molidos
¼ de taza de perejil fresco, bien prensado
½ cucharadita de sal
¼ de cucharadita de comino molido

Cóctel de frutos secos (p. 87)

RINDE: 12 porciones
TAMAÑO DE LA PORCIÓN: alrededor de ¼ de taza
1 taza de almendras sin tostar o *Almendras tostadas con canela* (p. 222).
1 taza de anacardos en mitades y partidos
1 taza de nueces en mitades y partidas
½ taza de uvas pasas rubias
½ taza de uvas pasas morenas
¼ de taza de semillas de girasol
¼ de taza de semillas de calabaza (pepitas)

Verduras

Brócoli a la italiana (p. 151)

RINDE: 6 porciones
TAMAÑO DE LA PORCIÓN: alrededor de 1 taza
2-3 racimos de brócoli cortados en ramilletes con tallos de 3 centímetros (alrededor de 6 tazas)
1 cucharada de aceite de oliva extra virgen
2 tazas de tomates cherry cortados a la mitad
1 taza de hinojo picado
½ taza de cebolla picada
1 diente de ajo molido
2 cucharadas de albahaca fresca picada o 1½ cucharaditas de albahaca deshidratada
2 cucharadas de piñones tostados

Alverjas saltadas con ajo y puerros (p. 147)

RINDE: 6 porciones

TAMAÑO DE LA PORCIÓN: alrededor de ½ taza

3 tazas de agua

450 gramos de alverjas frescas o congeladas

1 cucharada de aceite de oliva extra virgen

½ taza de puerros picados (solo las partes blancas y verde claro)

2 dientes de ajo molidos

½ cucharadita de sal

⅛ de cucharadita de pimienta

Espárragos asados al estragón (p. 158)

RINDE: 6 porciones

TAMAÑO DE LA PORCIÓN: alrededor de 6-7 espárragos delgados o 3-4 gruesos

½ kilogramo de tallos de espárragos recortados (36-40 finos o 18-20 gruesos)

½ cucharada de aceite de oliva extra virgen

½ cucharadita de estragón deshidratado

½ cucharadita de ajo en polvo

¼ de cucharadita de sal

Ensaladas, sopas y platos principales

Mega ensalada griega (p. 120)

RINDE: 6 porciones

TAMAÑO DE LA PORCIÓN: alrededor de 1 taza

4 tazas de lechuga romana cortada a mano

1 taza de alcachofas en lata, escurridas

1 taza de tomates cherry rebanados

1 taza de rodajas de pepino, peladas y cortadas en cuartos

1 taza de aceitunas negras rebanadas fino

½ taza de pimiento verde cortado en cuadrados

½ taza de cebolla morada cortada en rodajas finas

½ taza de perejil fresco picado

Aderezo

¼ de taza de aceite de oliva extra virgen

¼ de taza de jugo de limón fresco

2 cucharaditas de orégano deshidratado

½ cucharadita de sal

⅛ de cucharadita de pimienta

Ensalada de higos, pera y nueces (p. 112)

RINDE: 4 porciones

TAMAÑO DE LA PORCIÓN: alrededor de 1 taza

4 tazas de lechuga romana cortada a mano, bien prensadas

1 pera Bosc, con cáscara, cortada en rodajas finitas

¼ de taza de higos secos, cortados en cubitos

¼ de taza de nueces picadas

2 cucharadas de semillas de girasol sin tostar

1 receta de *Aderezo de manzana y canela* (p. 225)

Sopa cremosa de papas (p. 131)

RINDE: 6 porciones

TAMAÑO DE LA PORCIÓN: alrededor de 1 taza

1 cucharada de aceite de oliva extra virgen

½ taza de cebolla picada

1 taza de zanahoria picada

1 taza de apio picado

2 dientes de ajo molidos

4 tazas de agua o *Caldo de verduras* (p. 225)

3 papas coloradas grandes, peladas y cortadas en cubos (alrededor de 5 tazas)

1 hoja de laurel

1 cucharadita de sal

½ cucharadita de tomillo

⅛ de cucharadita de pimienta

½ taza de leche de almendra sin endulzar

2 cucharadas de perejil fresco picado o 1 cucharadita de perejil deshidratado

Sopa toscana (p. 143)

RINDE: 8 porciones

TAMAÑO DE LA PORCIÓN: alrededor de 1¼ tazas

1 cucharada de aceite de oliva extra virgen

1 taza de cebolla picada

1 taza de zanahoria picada

2 dientes de ajo molidos

6 tazas de agua o *Caldo de verduras* (p. 225)

1 taza de lentejas secas, seleccionadas y enjuagadas

1 lata (425 gramos) de judías Cannellini, enjuagadas y escurridas

1 lata (400 gramos) de tomates en trozos sin escurrir

½ paquete (285 gramos) de espinacas congeladas, descongeladas

½ cucharada de romero picado deshidratado

1 hoja de laurel

1 cucharadita de sal

⅛ de cucharadita de pimienta

Pizza de antipasto (p. 193)

RINDE: 4-6 porciones

TAMAÑO DE LA PORCIÓN: 1-2 tajadas

Masa

3 tazas de arroz integral cocido

2 cucharadas de aceite de oliva extra virgen

¼ de taza de harina de avena (ver *Notas*)

¼ de cucharadita de ajo en polvo

¼ de cucharadita de cebolla en polvo

Salsa

1 lata (230 gramos) de salsa de tomate

1 cucharadita de albahaca deshidratada

1 cucharadita de perejil deshidratado

1 cucharadita de orégano deshidratado

¼ de cucharadita de ajo en polvo

Cubierta

¼ de taza de alcachofas en lata, escurridas

¼ de taza de aceitunas negras picadas

¼ de taza de pimientos asados en frasco, escurridos y picados

60 gramos (½ taza) de tofu extra-firme, rallado

1 cucharada de perejil fresco picado

Frijoles negros al horno con chile (p. 187)

RINDE: 6 porciones

TAMAÑO DE LA PORCIÓN: alrededor de 1 taza

2 latas (425 gramos) de frijoles negros, enjuagados y escurridos

2 latas (230 gramos) de salsa de tomate

2 tazas de arroz integral cocido

1 lata (400 gramos) de granos de maíz, escurridos

1 taza de pimientos asados en frasco, escurridos y picados (ver *Notas*)

½ taza de cebolla cortada en cuadritos

1 cucharada de chile en polvo

Rollitos a la romana (p. 198)

RINDE: 2 porciones

TAMAÑO DE LA PORCIÓN: alrededor de 2 hojas rellenas

4 corazones u hojas de lechuga romana

½ taza de *Hummus* (p. 222)

¼ de taza de rodajas de pepino, cortadas en

forma de medialunas de alrededor de medio centímetro

¼ de taza de zanahoria rallada

¼ de taza de calabacín cortado en daditos

½ pimiento amarillo cortado en juliana

Otros

Aderezo de manzana y canela (p. 121)

RINDE: 8 porciones

TAMAÑO DE LA PORCIÓN: alrededor de 1 cucharada

¼ de taza de aceite de oliva extra virgen

¼ de taza de jugo de manzana sin endulzar

1 cucharada de jugo de limón fresco

1 cucharada de cebolla morada en cuadritos

¼ de cucharadita de canela

Caldo de verduras (p. 126)

RINDE: 8 porciones

TAMAÑO DE LA PORCIÓN: alrededor de 1 taza

8 tazas de agua

1 cebolla cortada en cuartos

2 zanahorias, con cáscara y cortadas en trocitos de cinco centímetros

2 tallos de apio cortados en trocitos de cinco centímetros, con las hojas incluidas

1 papa colorada, con cáscara y cortada en trocitos de cinco centímetros

4 champiñones rebanados

⅛ de taza de perejil fresco o ½ cucharada de perejil deshidratado

2 dientes de ajo molidos

1 hoja de laurel

1 cucharadita de tomillo seco

1 cucharadita de sal

6 granos de pimienta

Lista de ingredientes para el plan de comidas sugerido de la semana 2 (p. 67)

Nota: Los números de las páginas junto al título de la receta indican la página en la que puedes encontrar la receta completa en la Parte 3: «Los alimentos». Sin embargo, los números de las páginas que se encuentran dentro de la lista de ingredientes corresponden a la página en que se encuentra una receta listada dentro de este mismo apéndice. En esta sección no se da ninguna variación de las recetas. Para ver algunas variantes, dirígete a las recetas en la sección «Los alimentos».

Desayunos

Barras de higos y coco (p. 76)

RINDE: 12 porciones
TAMAÑO DE LA PORCIÓN: 1 barra
½ taza de harina de coco
½ taza de avena arrollada tradicional
1 taza de puré de manzanas sin endulzar
¼ de taza de *Dulce de dátiles* (p. 230)
1 taza de higos secos cortados
2 cucharadas de pacanas picadas
1 cucharada de linaza (opcional)
1 cucharada de coco en tiritas o rallado sin endulzar
½ cucharadita de canela

Batido de galletas de canela (Snickerdoodle) (p. 75)

RINDE: 2 porciones
TAMAÑO DE LA PORCIÓN: alrededor de 1½ tazas
170 gramos de tofu suave (requesón de soja)
½ taza de leche de almendras o arroz sin endulzar
¼ de taza de *Dulce de dátiles* (p. 230)
2 bananas congeladas, peladas, cortadas en rodajas (alrededor de dos tazas)
1 cucharadita de canela
⅛ de cucharadita de nuez moscada

Ensalada de frutas tropicales (p. 77)

RINDE: 6 porciones
TAMAÑO DE LA PORCIÓN: alrededor de 1 taza
2 tazas de fresas cortadas en rodajas finas
3 kiwis, pelados y cortados en cuatro
1½ tazas de naranjas cortadas en trocitos de dos centímetros
1 taza de uvas rojas sin semillas cortadas al medio
1 taza de piña fresca cortada en cubos

Aperitivos y refrigerios

Bocados de mantequilla de almendras (p. 86)

RINDE: 6-8 porciones
TAMAÑO DE LA PORCIÓN: 2-3 bolitas
½ taza de mantequilla de almendras
¼ de taza de semillas de girasol sin tostar
¼ de taza de uvas pasas

¼ de taza de almendras picadas

2 cucharadas de coco rallado sin endulzar

¼ de cucharadita de canela

Granola «dame más» (p. 97)

RINDE: 8 porciones

TAMAÑO DE LA PORCIÓN: alrededor de ¼ de taza

¼ de taza de ciruelas secas o dátiles sin carozo

¼ de taza de agua

1 taza de avena arrollada tradicional

2 cucharadas de jugo de manzana sin endulzar

1 cucharada de aceite de oliva extra virgen

¼ de taza de uvas pasas

2 cucharadas de almendras picadas

2 cucharadas de nueces picadas

2 cucharadas de semillas de girasol sin tostar

2 cucharadas de coco rallado sin endulzar

Salsa (p. 106)

RINDE: 12 porciones

TAMAÑO DE LA PORCIÓN: alrededor de ¼ de taza

3 ó 4 tomates grandes, con cáscara y semillas, cortados en cuartos

1 lata (280 gramos) de tomates cortados en trozos y chiles verdes, sin escurrir

½ taza de pimientos verdes picados

½ taza de pimientos rojos picados

½ taza de cebollas moradas picadas

1 pimiento serrano, sin semillas, picado

¼ de taza de cilantro o perejil fresco, picado y bien prensado

2 ó 3 dientes de ajo picados

1 cuchara de jugo de lima fresco

½ cucharadita de sal

¼ de cucharadita de comino

Crema de espinacas y alcachofas (p. 89)

RINDE: 8 porciones

TAMAÑO DE LA PORCIÓN: alrededor de ¼ de taza

230 gramos de tofu firme, escurrido

1 taza de alcachofas trozadas en lata, escurridas; reserva dos cucharadas del jugo

½ paquete (alrededor de 280 gramos) de espinacas picadas congeladas, descongelado y escurrido

1 cucharadita de albahaca deshidratada

1 cucharadita de sal

⅛ de cucharadita de pimienta

2 cucharaditas de aceite de oliva extra virgen

¼ de taza de cebollas cortados en dados

2 dientes de ajo picados

Nachos (p. 101)

RINDE: 4-6 porciones

TAMAÑO DE LA PORCIÓN: 8-12 nachos

1 taza de harina de maíz amarillo

½ taza de agua a temperatura ambiente

½ cucharada de jugo de lima fresco

½ cucharadita de sal

⅛ de cucharadita de pimienta

Verduras

Papas españolas asadas (p. 163)

RINDE: 4 porciones

TAMAÑO DE LA PORCIÓN: alrededor de 1 taza

1 kilogramo de papas rojas peladas

1 cucharada de aceite de oliva extra virgen

½ cucharadita de sal

⅛ de cucharadita de pimienta

Salsa de tomate clásica (p. 165)

RINDE: 8 porciones

TAMAÑO DE LA PORCIÓN: alrededor de ½ taza

1 cucharada de aceite de oliva extra virgen

½ taza de cebolla picada

2 dientes de ajo molidos

1 lata (800 gramos) de puré de tomate

1 lata (170 gramos) de extracto de tomate

½ taza de agua

1 hoja de laurel

1 cucharadita de albahaca deshidratada

1 cucharadita de perejil picado

½ cucharadita de sal

⅛ de cucharadita de pimienta

Calabacín marinado (p. 152)

RINDE: 8 porciones

TAMAÑO DE LA PORCIÓN: alrededor de ½ taza

1 kilogramo de calabacín con cáscara

1½ cucharadas de aceite de oliva extra virgen

1 diente de ajo molido

1½ cucharaditas de orégano deshidratado

½ cucharadita de sal

⅛ de cucharadita de pimienta

1 cucharadita de jugo de limón fresco

Brócoli y coliflor a la sartén (p. 152)

RINDE: 8 porciones

TAMAÑO DE LA PORCIÓN: alrededor de 1 taza

1 cucharada de aceite de oliva extra virgen

½ taza de cebolla picada

3 tazas de ramilletes de brócoli

3 tazas de ramilletes de coliflor

1 cucharada de orégano fresco o 1 cucharadita de orégano deshidratado.

½ cucharadita de sal

Ensaladas, sopas y platos principales

Ensalada de calabaza y brócoli (p. 109)

RINDE: 4 porciones

TAMAÑO DE LA PORCIÓN: alrededor de 1½ tazas

900 gramos (3 tazas) de calabaza, pelada y cortada en cubos de dos centímetros

3 tazas de cogollos de brócoli cortados en piezas de dos centímetros

½ taza de frijoles negros en lata, enjuagados y escurridos

1½ cucharadas de aceite de oliva extra virgen

2 cucharadas de perejil fresco picado

¼ de cucharadita de albahaca deshidratada

¼ de cucharadita de ajo en polvo

⅛ de cucharadita de tomillo

2 cucharadas de nueces tostadas picadas para el aderezo

2 cucharadas de semillas de calabaza tostadas (pepitas) para el aderezo

Ensalada de espinacas (p. 110)

RINDE: 4 porciones

TAMAÑO DE LA PORCIÓN: alrededor de 1 taza

4 tazas de espinacas frescas, cortadas a mano, bien prensadas

1 taza de garbanzos en lata, enjuagados y escurridos

1 taza de zanahorias picadas

1 taza de habichuelas picadas

1 taza de tomates en trozos, con cáscara y semillas

1 taza de calabacín cortado

2 cucharadas de semillas de girasol sin tostar

Sopa de arroz, frijoles y batata (p. 132)

RINDE: 8 porciones

TAMAÑO DE LA PORCIÓN: alrededor de 1¼ tazas

8 tazas de agua o *Caldo de verduras* (p. 230)

3 tazas (450 gramos) de batatas peladas y cortadas en cubos

1 lata (425 gramos) de frijoles negros, enjuagados y escurridos

2 tazas de arroz integral cocido

½ taza de apio picado

½ taza de cebolla picada

2 cucharadas de perejil fresco picado o 2 cucharaditas de perejil deshidratado

1 hoja de laurel

1 cucharadita de tomillo

1 cucharadita de sal

⅛ de cucharadita de pimienta

Sopa de tacos (p. 138)

RINDE: 8 porciones

TAMAÑO DE LA PORCIÓN: alrededor de 1 taza

1 cucharada de aceite de oliva extra virgen

½ taza de cebolla picada

4 tazas de agua o *Caldo de verduras* (p. 230)

1 lata (400 gramos) de tomates en trozos sin escurrir

1 lata (425 gramos) de frijoles negros, enjuagados y escurridos

1 lata (425 gramos) de frijoles pintos, enjuagados, escurridos y en puré

1 lata (425 gramos) de maíz en grano, enjuagado y escurrido

2 tazas de polenta cocida o ½ taza de polenta seca

1 cucharada de *Condimento para tacos* (p. 230)

1 cucharadita de sal

⅛ de cucharadita de pimienta

Nachos (p. 227)

Hamburguesas de frijoles negros y chile chipotle (p. 190)

RINDE: 6 porciones

TAMAÑO DE LA PORCIÓN: 1 hamburguesa

1 lata (425 gramos) de frijoles negros, enjuagados y escurridos

1 taza de puré de batatas (aproximadamente 1 batata grande pelada)

¼ de taza de harina de avena (ver *Notas*)

½ cucharada de perejil deshidratado

¼ de cucharadita de condimento chile chipotle

¼ de cucharadita de ajo en polvo

¼ de cucharadita de sal

⅛ de cucharadita de pimienta

Pizza sin levadura con «queso» de macadamias (p. 197)

RINDE: 8 porciones

TAMAÑO DE LA PORCIÓN: 1 rebanada

Masa

2½ tazas de harina integral de trigo

2 cucharadas de linaza

1 cucharadita de sal

1 taza de agua tibia

1 taza de *Crema de espinacas y alcachofas* (p. 227)

1 taza de *Salsa de tomate clásica* (p. 228)

Queso de macadamias

½ taza de macadamias sin tostar

Cobertura

Pimientos verdes, champiñones, aceitunas negras, cebollas, pimientos rojos asados

«Albóndigas» de lentejas y espinacas (p. 172)

RINDE: 8 porciones

TAMAÑO DE LA PORCIÓN: 2 albóndigas

½ taza de lentejas secas, seleccionadas y enjuagadas

1½ tazas de *Caldo de verduras* (p. 230) o agua

½ taza de cebolla en cuadritos, dividida

1 diente de ajo molido

1½ cucharaditas de aceite de oliva extra virgen

1 taza de champiñones finamente picados

½ paquete (280 gramos) de espinacas cortadas congeladas, descongeladas y bien escurridas.

½ taza de harina de avena (ver *Notas*)

2 cucharadas de nueces finamente picadas

2 cucharadas de linaza

1 cucharadita de albahaca deshidratada

1 cucharadita de perejil deshidratado

½ cucharadita de ajo en polvo

½ cucharadita de sal

Otros

Dulce de dátiles (p. 94)

RINDE: 12 porciones

TAMAÑO DE LA PORCIÓN: alrededor de 1 cucharada

1 taza de dátiles sin carozo (alrededor de 6 a 8 de la variedad Medjool, o de 18 a 20 de los Deglet Noor)

1 taza de agua

½ cucharadita de canela

Condimento para tacos (p. 88)

RINDE: 48 porciones

TAMAÑO DE LA PORCIÓN: ¼ de cucharadita

2 cucharadas de chile en polvo

1 cucharada de comino

1 cucharadita de ajo en polvo

1 cucharadita de pimentón

1 cucharadita de cebolla en polvo

½ cucharadita de orégano

⅛ de cucharadita de pimienta de cayena

Caldo de verduras (p. 126)

RINDE: 8 porciones

TAMAÑO DE LA PORCIÓN: alrededor de 1 taza

8 tazas de agua

1 cebolla cortada en cuartos

2 zanahorias, con cáscara y cortadas en trocitos de cinco centímetros

2 tallos de apio cortados en trocitos de cinco centímetros, con las hojas incluidas

1 papa colorada, con cáscara y cortada en trocitos de cinco centímetros

4 champiñones rebanados

⅛ de taza de perejil fresco o ½ cucharada de perejil deshidratado

2 dientes de ajo molidos

1 hoja de laurel

1 cucharadita de tomillo seco

1 cucharadita de sal

6 granos de pimienta

Lista de ingredientes para el plan de comidas sugerido de la semana 3 (p. 68)

Nota: Los números de las páginas junto al título de la receta indican la página en la que puedes encontrar la receta completa en la Parte 3: «Los alimentos». Sin embargo, los números de las páginas que se encuentran dentro de la lista de ingredientes corresponden a la página en que se encuentra una receta listada dentro de este mismo apéndice. En esta sección no se da ninguna variación de las recetas. Para ver algunas variantes, dirígete a las recetas en la sección «Los alimentos».

Desayuno

Manzanas asadas con canela (p. 81)

RINDE: 4 porciones
TAMAÑO DE LA PORCIÓN: alrededor de ½ taza
2 tazas de manzanas cortadas en rodajas finas (alrededor de 2 unidades)
1 taza de jugo de manzana sin endulzar
⅛ de cucharadita de canela

Avena otoñal (p. 73)

RINDE: 2 porciones
TAMAÑO DE LA PORCIÓN: alrededor de 1 taza
½ ración de la receta de *Manzanas asadas con canela* (p. 231)
⅔ de taza de avena arrollada tradicional
4 dátiles Medjool, descarozados y picados (más o menos ¼ de taza)
2 cucharadas de pacanas picadas
¼ de taza de jugo de manzana (de la receta de *Manzanas asadas con canela*)

Pizza de frutas (p. 82)

RINDE: 8 porciones
TAMAÑO DE LA PORCIÓN: 1 rebanada
Masa
1½ taza de harina de almendras
½ taza de dátiles cortados en trozos
½ taza de pacanas picadas
¼ de taza de jugo de manzana sin endulzar
Salsa de frutas
¼ de taza de *Dulce de dátiles* (p. 235)
½ taza de fresas rebanadas finas
Ideas para la cobertura
Rebanadas de manzana, bananas, arándanos, uvas, kiwis, mangos, naranjas, duraznos, piñas, fresas

Aperitivos y refrigerios

Panecillos de maíz (p. 103)

RINDE: 12 PORCIONES
TAMAÑO DE LA PORCIÓN: 2 panecillos pequeños o 1 mediano
1½ tazas de harina de maíz

½ taza de leche de almendras o arroz sin endulzar

¼ de taza de agua

1 cucharada de *Dulce de dátiles* (p. 235, opcional)

1 cucharada de aceite de oliva extra virgen

¾ de taza de granos de maíz (enteros) frescos o congelados

¼ de taza de cebollino picado (solo la parte verde)

½ cucharadita de sal

Crema verde de frijoles (p. 92)

RINDE: 16 porciones

TAMAÑO DE LA PORCIÓN: alrededor de 2 cucharadas

1 lata (400 gramos) de frijoles Great Northern

1 lata (280 gramos) de tomates cortados en cubos y chiles verdes, sin escurrir

2 tazas de col rizada o espinacas cortadas, no tan prensadas

2 dientes de ajo picados

½ cucharadita de sal

Galletitas de avena y pasas (p. 95)

RINDE: 18 a 20 porciones

TAMAÑO DE LA PORCIÓN: 1 galletita

1 taza de avena tradicional arrollada

1 taza de harina de almendras o harina de avena (ver *Notas*)

1 taza de mantequilla de anacardos, mantequilla de almendras o mantequilla de maní

½ taza de puré de manzana sin endulzar

⅓ de taza de *Dulce de dátiles* (p. 235)

½ taza de uvas pasas

2 cucharadas de nueces picadas

1 cucharadita de canela

Pesto (p. 104)

RINDE: 6 porciones

TAMAÑO DE LA PORCIÓN: alrededor de 2 cucharadas

2 cucharadas de aceite de oliva extra virgen

3 tazas de hojas de espinacas frescas, bien prensadas

¼ de taza de cebollino picado

¼ de taza de nueces o piñones

2 dientes de ajo picados

½ taza de hojas albahaca fresca, bien prensadas

¼ de cucharita de sal

Pastelillos de pacanas (p. 104)

RINDE: 4 porciones

TAMAÑO DE LA PORCIÓN: 2 pastelillos

8 dátiles Medjool

8 mitades de pacanas

Verduras

Zanahorias tiernas con jengibre y ajo (p. 169)

RINDE: 6 porciones

TAMAÑO DE LA PORCIÓN: alrededor de ½ taza

½ kilo de zanahorias tiernas o ½ kilo de zanahorias comunes, peladas y cortadas en trocitos de cinco centímetros

½ cucharada de aceite de oliva extra virgen

2 cucharadas de cebolla rallada

1 diente de ajo molido

½ cucharadita de jengibre fresco molido o ⅛ de cucharadita de jengibre en polvo
⅛ de cucharadita de sal
Raíz de jengibre rallada

Cazuela de puré de papas y maíz (p. 154)

RINDE: 12 porciones
TAMAÑO DE LA PORCIÓN: alrededor de ½ taza

1 kilogramo de papas rojas, peladas y cortadas en cubos
¼ de taza de leche de almendras o leche de soja sin endulzar
1 lata (400 gramos) de granos de maíz escurridos
2 cucharadas de perejil fresco picado
1 cucharadita de sal
⅛ de cucharadita de pimienta
½ cucharada de aceite de oliva extra virgen
½ taza de cebolla picada
½ taza de cebollino (las partes verdes solamente)
2 dientes de ajo molidos

Cobertura

¼ de taza de harina de maíz (polenta)
½ cucharada de aceite de oliva extra virgen
½ cucharadita de ajo en polvo

Habichuelas con nueces tostadas (p. 159)

RINDE: 6 porciones
TAMAÑO DE LA PORCIÓN: alrededor de ½ taza

450 gramos de habichuelas frescas o congeladas
½ cucharada de aceite de oliva extra virgen
½ cucharadita de sal
¼ de cucharadita de estragón

⅛ de cucharadita de pimienta
2 cucharadas de nueces tostadas finamente rebanadas

Espaguetis de alcayota al pesto (p. 157)

RINDE: 6 porciones
TAMAÑO DE LA PORCIÓN: alrededor de ½ taza

1 kilogramo de alcayota (calabaza cabello de ángel)
1 receta de *Pesto* (p. 232)

Ensaladas, sopas y platos principales

Ensalada mediterránea de frijoles negros (p. 119)

RINDE: 12 porciones
TAMAÑO DE LA PORCIÓN: alrededor de ½ taza

2 latas (400 gramos) de frijoles negros, enjuagados y escurridos
1 taza de pimientos verdes cortados finos
1 taza de pimientos rojos cortados finos
1 taza de tomates con cáscara y semillas cortados finos
1 taza de aguacate cortado en cubos (aproximadamente medio aguacate)
½ taza de cebolla picada
¼ de taza de perejil o cilantro fresco picado

Aderezo

2 cucharadas de jugo fresco de lima
1 cucharada de aceite de oliva extra virgen
2 dientes de ajo molidos
½ cucharadita de sal

Ensalada de frutas atardeceres de Ozarks (p. 111)

RINDE: 4 porciones
TAMAÑO DE LA PORCIÓN: alrededor de 1¼ tazas
2 tazas de hojas de espinacas frescas cortadas a mano, sin los tallos, bien prensadas
2 tazas de lechuga romana cortada a mano, bien prensadas
2 tazas de gajos de naranja, cortados en cubos de dos centímetros
2 kiwis, pelados y cortados en forma de medialunas
1 taza de fresas en rodajas
½ taza de arándanos
¼ de taza de almendras tostadas cortadas bien fino

Chile jamaiquino (p. 128)

RINDE: 4 porciones
TAMAÑO DE LA PORCIÓN: alrededor de 1¼ tazas
1 cucharada de aceite de oliva extra virgen
1 taza de cebollas picadas
1½ tazas de pimiento amarillo picado, sin semillas
2 dientes de ajo molidos
1 taza de agua o *Caldo de verduras* (p. 236)
1 lata (425 gramos) de frijoles negros, enjuagados y escurridos
1 lata (425 gramos) de judías Cannellini, enjuagadas y escurridas
1 lata (425 gramos) de frijoles colorados, enjuagados y escurridos
1 lata (400 gramos) de tomates en trozos sin escurrir
1 cucharadita de comino
1 cucharadita de pimentón

½ cucharadita de sal
¼ de cucharadita de perejil fresco picado

Sopa de vegetales y frijoles (p. 140)

RINDE: 8 porciones
TAMAÑO DE LA PORCIÓN: alrededor de 1¼ tazas
1 cucharada de aceite de oliva extra virgen
½ taza de cebolla picada
½ taza de zanahoria picada
½ taza de apio picado
1 diente de ajo molido
6 tazas de agua
1 lata (225 gramos) de salsa de tomate
1 lata (400 gramos) de frijoles colorados, enjuagados y escurridos
1 lata (425 gramos) de frijoles carita, enjuagados y escurridos
1 lata (400 gramos) de habichuelas cortadas al estilo francés, escurridas
1 taza de calabaza de verano (calabacín) con cáscara
½ cucharada de chile en polvo
1 hoja de laurel
1 cucharadita de sal
⅛ de cucharadita de pimienta
2 cucharadas de perejil fresco picado

Arroz salvaje caribeño (p. 178)

RINDE: 6 porciones
TAMAÑO DE LA PORCIÓN: alrededor de 1 taza
1 cucharada de aceite de oliva extra virgen
½ taza de cebolla picada
1 diente de ajo molido
1 lata (230 gramos) de piña sin endulzar en trocitos, reservando el jugo

2 cucharadas de Bragg's Liquid Aminos o salsa de soja

1½ cucharadas de jugo de lima fresco

1 taza de zanahorias en rodajitas

1 taza de habichuelas chinas cortadas

1 taza de calabacín en cubitos

½ taza de pimientos rojos asados en frasco, picados y escurridos

½ taza de frijoles negros, enjuagados y escurridos

½ taza de garbanzos en lata, enjuagados y escurridos

2 tazas de arroz salvaje cocido

Rodajas de aguacate

Macadamias picadas

Pimientos rellenos al estilo griego (p. 192)

RINDE: 6 porciones

TAMAÑO DE LA PORCIÓN: alrededor de 2 mitades de pimiento

1 cucharada de aceite de oliva extra virgen

½ taza de cebolla picada

½ taza de calabacín cortado en cuadritos

1 diente de ajo molido

1 lata (230 gramos) de salsa de tomate

3 alcachofas en lata, escurridas y picadas

½ taza de aceitunas negras picadas

1 cucharadita de orégano deshidratado o 1 cucharada de orégano fresco picado

½ cucharadita de sal

6 pimientos medianos (verde, naranja, rojo y/o amarillo)

2 tazas de quinua cocida

1½ cucharadas de piñones

Cazuela de espinacas y calabacín (p. 183)

RINDE: 6 porciones

TAMAÑO DE LA PORCIÓN: alrededor de 1 taza

1 lata (800 gramos) de tomates en trozos sin escurrir

2 dientes de ajo molidos

½ cucharada de albahaca deshidratada

½ cucharada de orégano deshidratado

½ cucharada de perejil deshidratado

1 cucharadita de sal

700 gramos (2-3 calabacines medianos) de calabacín, cortado en rodajitas de un centímetro

3 tazas de espinacas frescas, sin tallos, bien prensadas

1 taza de cebolla cortada «de polo a polo» (ver *Notas*)

Arroz integral cocido, lentejas o quinua

Otros

Dulce de dátiles (p. 94)

RINDE: 12 porciones

TAMAÑO DE LA PORCIÓN: alrededor de 1 cucharada

1 taza de dátiles sin carozo (alrededor de 6 a 8 de la variedad Medjool, o de 18 a 20 de los Deglet Noor)

1 taza de agua

½ cucharadita de canela

Caldo de verduras (p. 126)

RINDE: 8 porciones
TAMAÑO DE LA PORCIÓN: alrededor de 1
taza
8 tazas de agua
1 cebolla cortada en cuartos
2 zanahorias, con cáscara y cortadas en trocitos
de cinco centímetros
2 tallos de apio cortados en trocitos de cinco
centímetros, con las hojas incluidas
1 papa colorada, con cáscara y cortada en trocitos de cinco centímetros
4 champiñones rebanados
⅛ de taza de perejil fresco o ½ cucharada de
perejil deshidratado
2 dientes de ajo molidos
1 hoja de laurel
1 cucharadita de tomillo seco
1 cucharadita de sal
6 granos de pimienta

Índice de recetas

Nota: Los números de las páginas en negrita corresponden a la página donde aparece la receta completa. Los otros números de página indican los lugares donde la receta se menciona.

Nos agradaría recibir noticias suyas.
Por favor, envíe sus comentarios sobre este libro
a la dirección que aparece a continuación.
Muchas gracias.

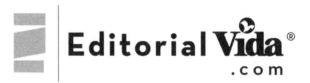

Editorial Vida
8410 NW 53rd Terrace, Suite 103
Miami, Florida 33166

Vida@zondervan.com
www.editorialvida.com